Wie Pferde heilen

Schritt für Schritt Energie erfühlen und die eigene Seele aktivieren

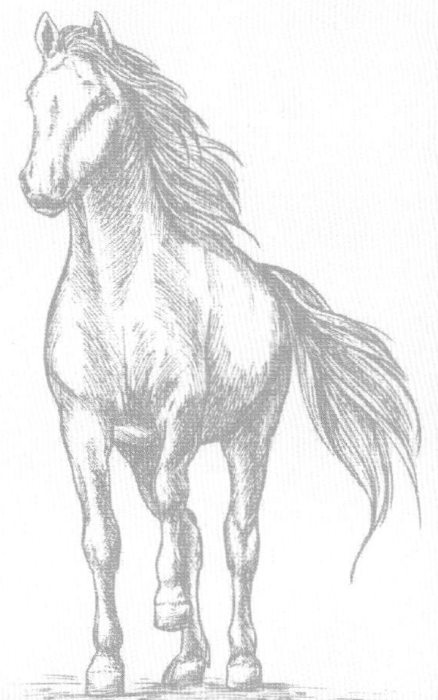

ALEXANDRA RIEGER

Wie Pferde heilen

Schritt für Schritt
Energie erfühlen und die
eigene Seele aktivieren

CRYSTAL

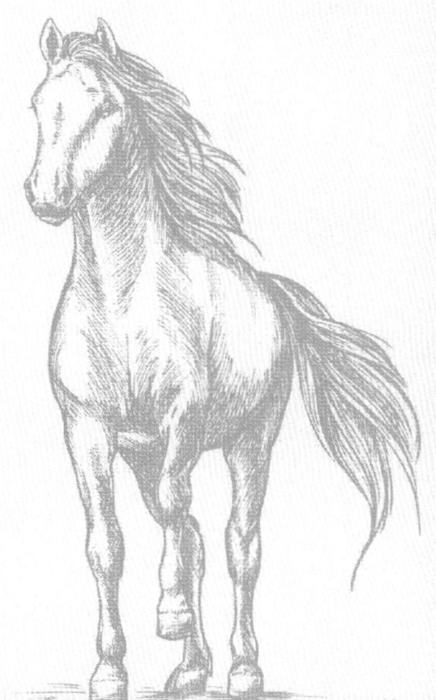

Impressum

Haftungsausschluss
Die Autorin und der Verlag haben den Inhalt dieses Buches mit großer Sorgfalt und nach bestem Wissen und Gewissen zusammengestellt. Für eventuelle Schäden an Mensch und Tier, die als Folge von Handlungen und/oder gefassten Beschlüssen aufgrund der gegebenen Informationen entstehen, kann dennoch keine Haftung übernommen werden.

Gestaltung und Satz: Johanna Böhm, Dassendorf
Titelfoto: Bettina Niedermayr
Fotos im Innenteil: Alle Fotos im Innenteil (außer anders angegeben) von Martina Kiss, Christiane Slawik (S. 5, 6, 10, 17, 18, 21, 22, 24, 27, 45, 51, 85,122/123, 124, 126), Andrea Ehlers (S. 101, 110, 120)
Lektorat: Martina Kiss
Druck: Westermann Druck, Zwickau

Deutsche Nationalbibliothek – CIP-Einheitsaufnahme
Die Deutsche Nationalbibliothek verzeichnet diese Publikation in der Deutschen Nationalbibliografie; detaillierte bibliografische Daten sind im Internet über http://dnb.ddb.de abrufbar.

Printed in Germany
ISBN: 978-3-95847-021-7

Inhalt

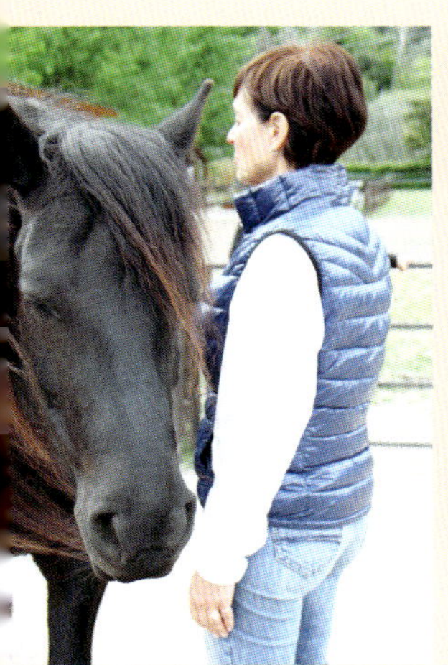

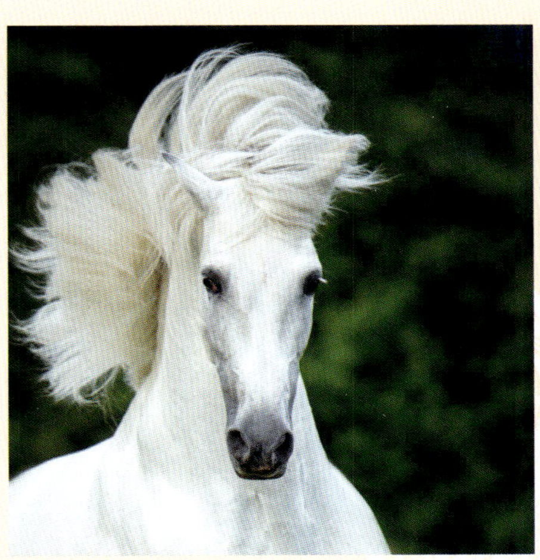

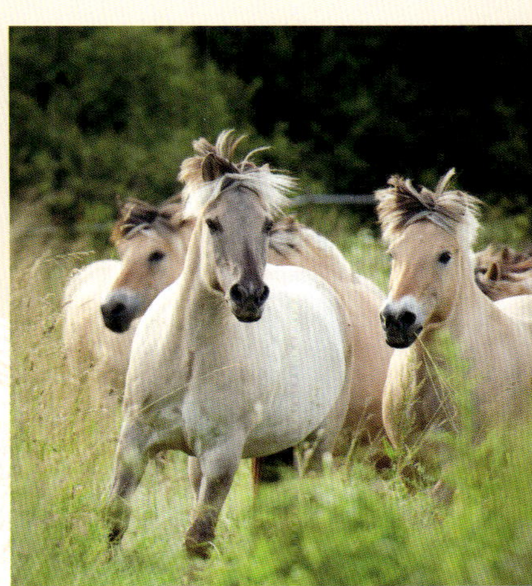

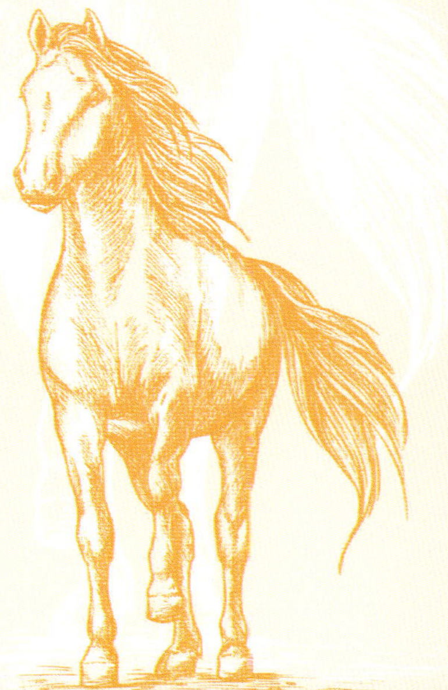

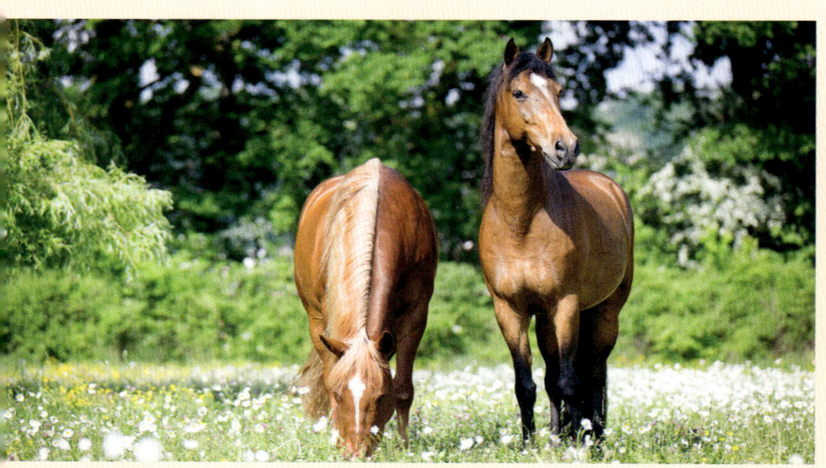

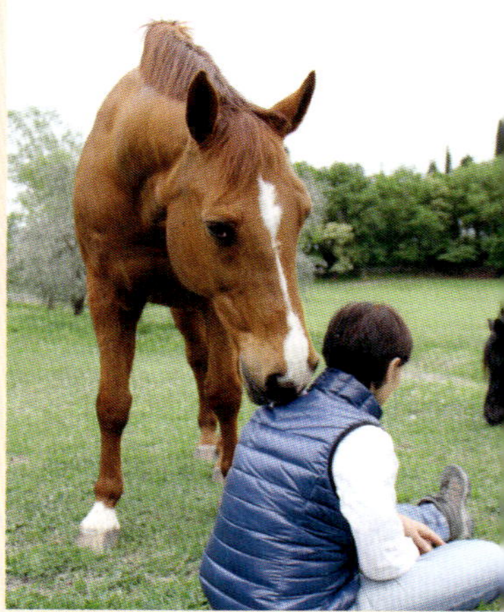

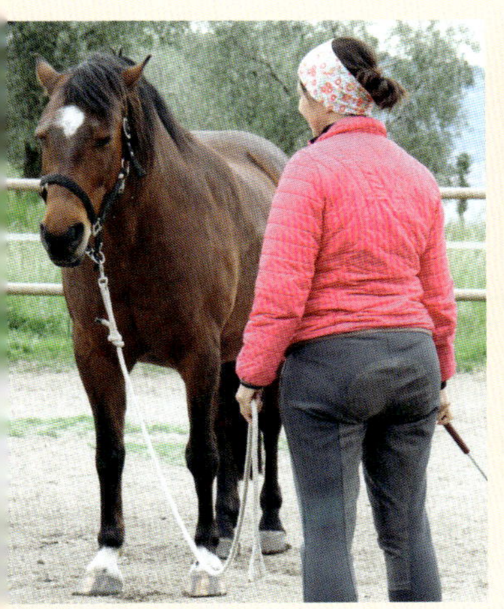

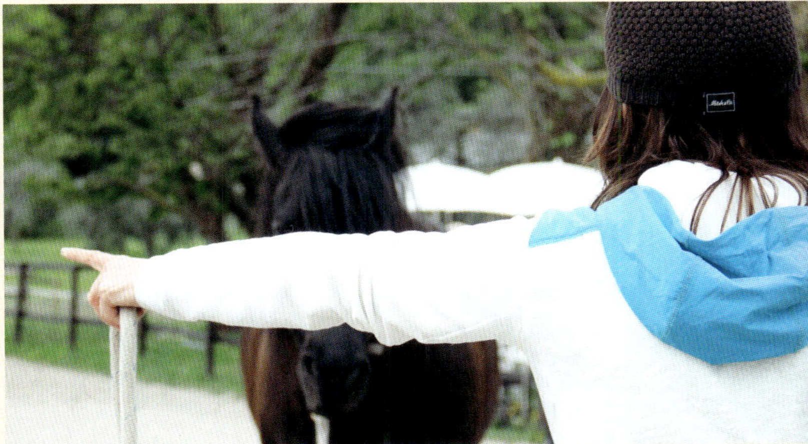

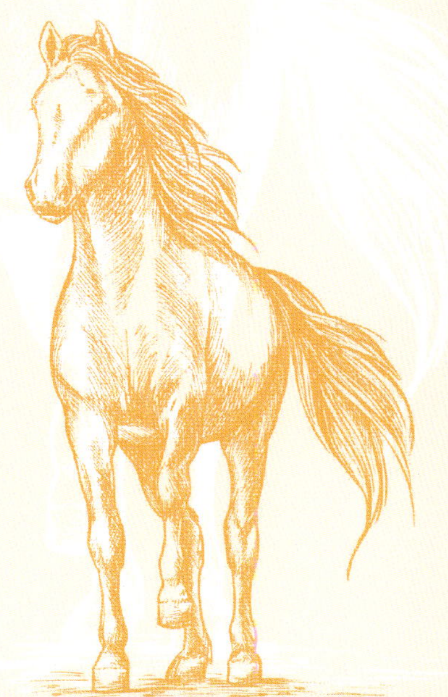

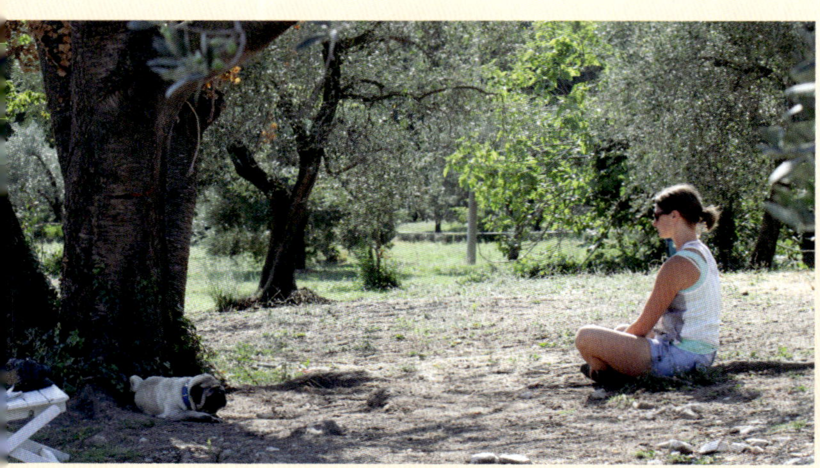

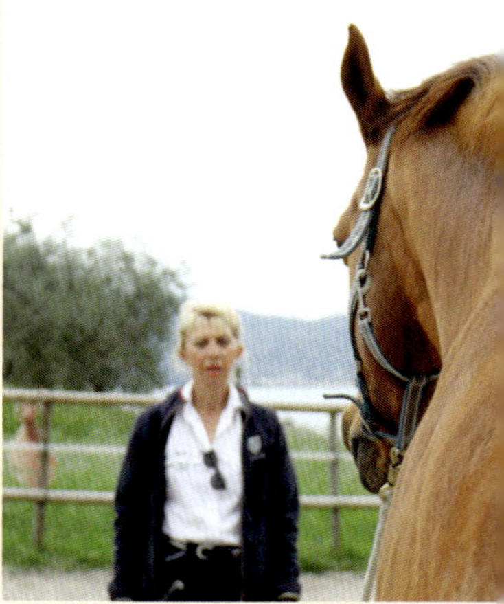

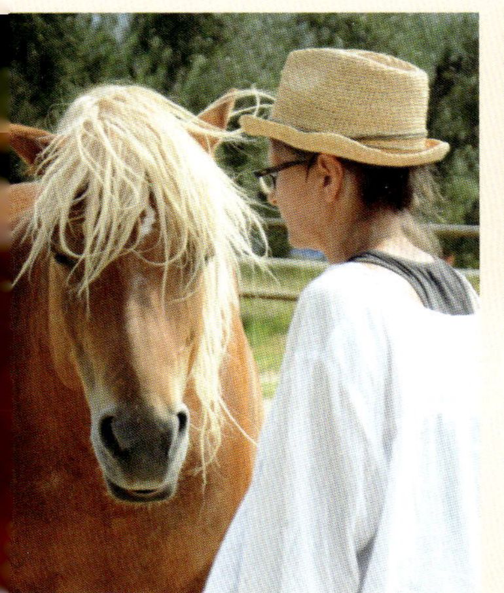

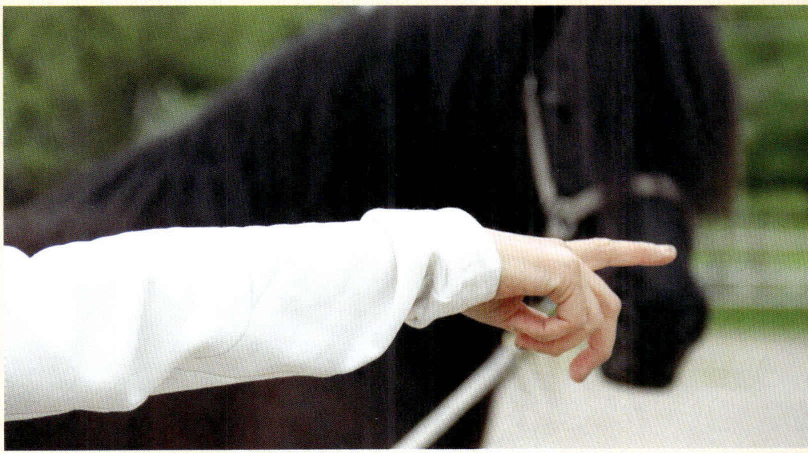

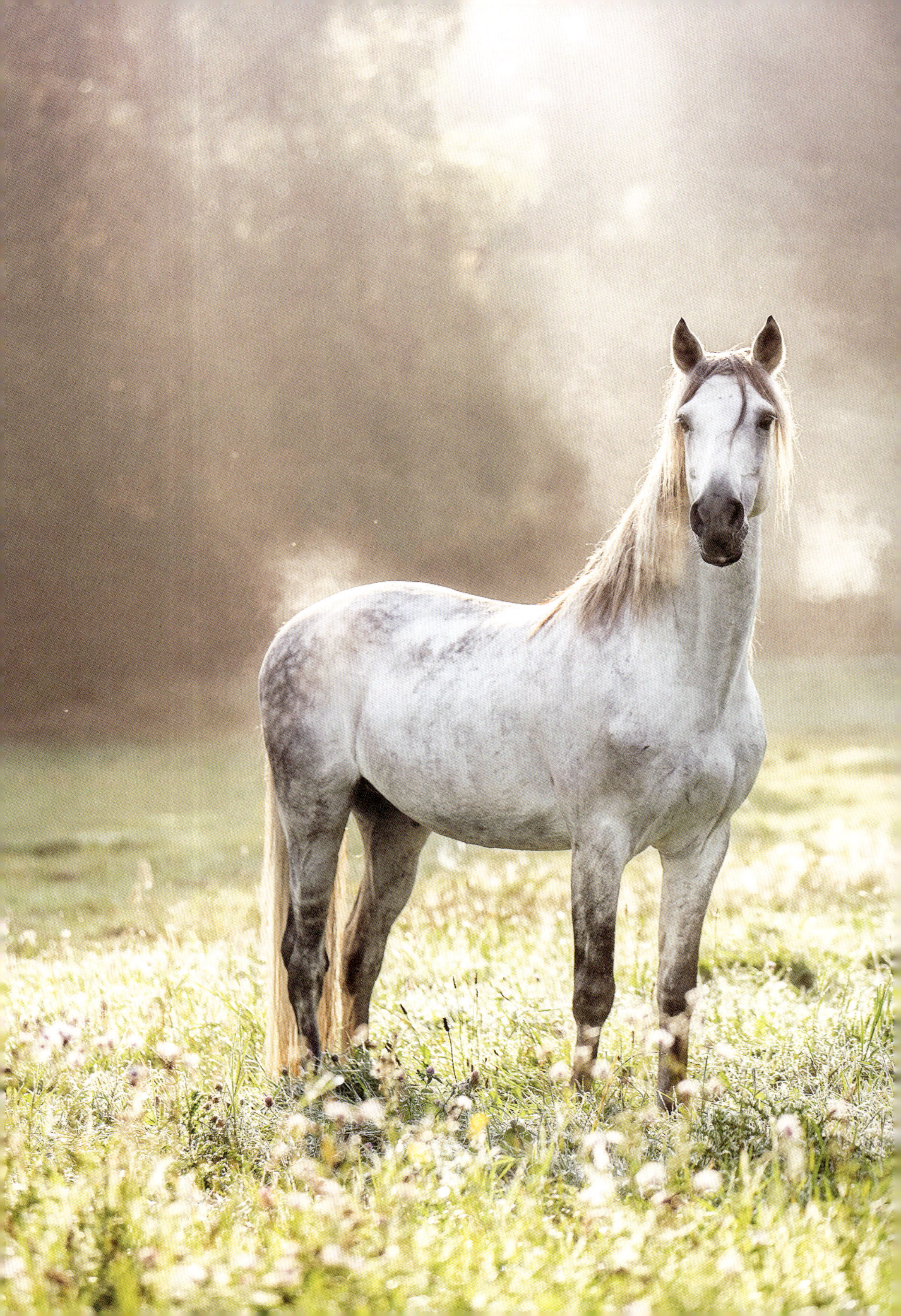

Vorwort

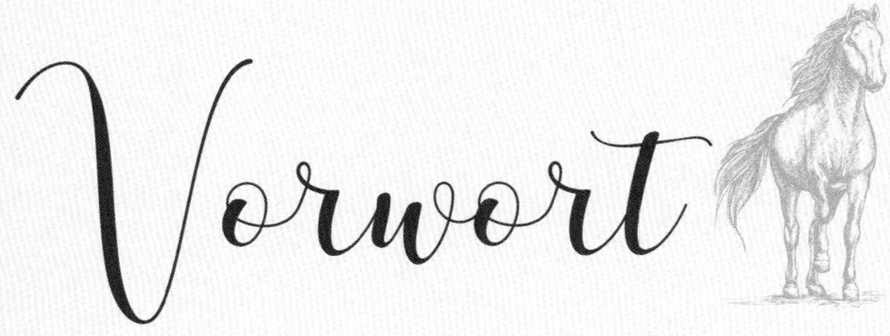

Kaum ein Mensch kann sich dem Zauber der Pferde entziehen. Doch nicht nur ihre Schönheit, sondern vielmehr ihre Sensitivität fasziniert uns, ohne dass wir es uns erklären können. Durch diese Sensitivität vermögen sie zu heilen. Oft reicht es, sie nur zu beobachten, und schon werden wir ruhiger.

Ich habe am eigenen Leib die heilenden und segensvollen Kräfte der Pferde erfahren und erlebe in meinen Kursen, wie diese Kräfte alle jene erfahren, die sich den Pferden auf eine sehr spezielle Weise öffnen. Ich für mich habe erkannt, dass „Heilen" heute die vorrangige Aufgabe des Pferdes ist!

Das Pferd hilft uns Menschen, in unserer Seele zu erstarken und damit heil zu werden. Eine starke Seele generiert einen starken Körper. Das Pferd hat uns Menschen stets auf unserer Entwicklungsreise begleitet und sehr wichtige Evolutionsschritte ermöglicht. Nun stehen wir wieder inmitten eines sehr wichtigen Evolutionsprozesses: Es geht um Bewusstwerdung!

Diesmal trägt uns das Pferd nicht physisch, sondern auf den Flügeln seiner Seele. Pferde sind starke Seelenwesen und haben die Kraft, uns im Tiefsten unserer Seele zu berühren.

Pferde stehen als Archetyp für Freiheit, Freude, Leichtigkeit, Unabhängigkeit, Wildheit und vieles mehr.

Dies sind alles Qualitäten, die wir uns auf Seelenebene wünschen. Wir wünschen uns, frei zu sein. Frei von unseren inneren Mustern und Glaubenssätzen, die uns limitieren und blockieren. Das Freisein im Innen hat ein Freiwerden von sozialen und gesellschaftlichen Bindungen und Einengungen zur Folge.

Wir wünschen uns Freude, die in unserer Seele als Seinszustand zu Hause ist und nur dann Raum hat, wenn wir uns befreien. Das Pferd zeigt uns, was es bedeutet, ins Sein zu kommen. Pferde leben im immerwährenden Sein, im Jetzt.

Leichtigkeit, die dann entsteht, wenn wir in Kontakt mit unserem wahren Wesen, unserem wahren Ich sind. Die Leichtigkeit des Seins, die wir Reiter und Reiterinnen nur zu gut kennen, wenn wir eins mit unseren Pferden sind.

Ich hoffe, mit diesem Buch die Pferde ein Stück weit auf ihrer Mission als Heiler zu unterstützen und in den Menschen ein tieferes Verständnis bezüglich dieser hohen Aufgabe der Pferde zu erwecken.

Alexandra Rieger

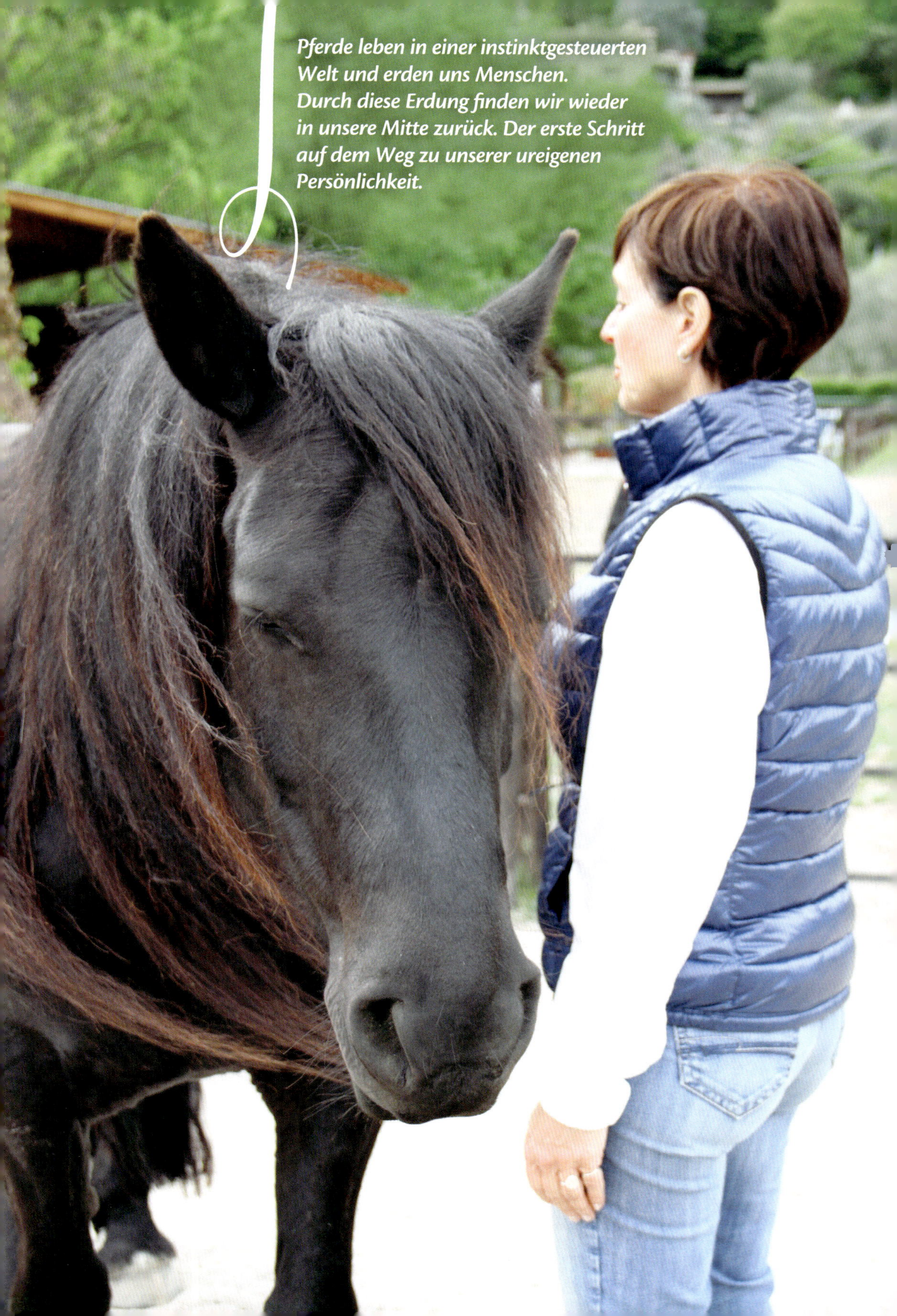

Pferde leben in einer instinktgesteuerten Welt und erden uns Menschen. Durch diese Erdung finden wir wieder in unsere Mitte zurück. Der erste Schritt auf dem Weg zu unserer ureigenen Persönlichkeit.

Warum besitzen Pferde heilende Kräfte?

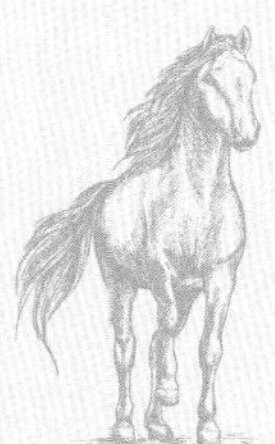

Weil sie wie keine anderen Tiere Akzeptanz, Geduld und Ernsthaftigkeit in sich tragen. Und sie leben in einer natürlichen Ordnung. Das haben Pferde mit allen Tieren gemeinsam. Alle Tiere leben nach einer für die jeweilige Rasse festgelegten göttlichen Ordnung (Instinkt). Das Tier ist somit instinktgesteuert und besitzt im Rahmen seines Instinkts in vielen Fällen eine Weisheit, die die des Menschen weit übertrifft.

Das Pferd kann über feinste Antennen Dinge wahrnehmen, von denen der Mensch sich in aller Regel erst bewusst wird, wenn er sie mit seinen Augen erkennen kann. Jeder, der Ausritte genießt, kennt folgendes Phänomen: Wie aus dem Nichts geht das Pferd in „Habt-Acht-Stellung", ohne ersichtlichen Grund. Erst viel später wird der Grund für den Reiter verständlich. Vielleicht hat sich ein sich nähernder Radfahrer, Wanderer oder ein ähnliches Objekt dem Pferd schon lange vor seinem physischen Erscheinen bemerkbar gemacht. Ob es eine Spinne ist, die ihr kunstvolles und filigranes Netz spinnt, eine Schwalbe, die ein stabiles Nest baut ... und so weiter – es gibt unzählige Beispiele aus dem Tierreich, die uns die hohe und doch fast selbstverständliche Intelligenz der Tiere vor Augen führt. Diese Intelligenz beschränkt sich jedoch im Rahmen der göttlichen Ordnung nur auf die jeweilige Art. Die Intelligenz der Pferde ist nicht erreichbar für eine Schwalbe, die der Schwalbe nicht für eine Spinne und so weiter. Sie ist nur jedem einzelnen Tier einer Art vorbehalten.

Somit ist der Instinkt der Tiere eine unfreie Weisheit. Ein Tier kann sich nicht entscheiden und beschließen, eine Qualität erreichen zu wollen, die außerhalb seiner instinktgesteuerten Weisheit liegt. Das kann nur der Mensch.

Doch die Tatsache, dass das Tier in einer göttlichen Ordnung lebt, macht das Tier für den Menschen so wertvoll. Vor allem in unserer heutigen Zeit, in der wir uns weit von der natürlichen (göttlichen) Ordnung entfernt haben. Die gesamte Natur untersteht dieser natürlichen Ordnung. Wir zivilisierten Menschen haben uns von der Natur entfernt und damit von der göttlichen Ordnung wegentwickelt.

Somit ist es für Menschen heilsam, wenn sie sich mit Tieren im Allgemeinen und mit Pferden im Speziellen auseinandersetzen. Denn die Tiere leben uns unbewusst vor, wie wir zur Natur und dadurch zu einer höheren Ordnung zurückfinden.

Nicht umsonst halten wir Menschen uns Haustiere. Menschen spüren intuitiv, dass durch die Anwesenheit eines Tiers eine wohltuende – um nicht zu sagen heilsame – Energie in ihr Leben einströmt. Wenn diese Energie auf intuitiver Ebene bereits so stark empfunden wird, dann können wir an dieser Stelle erahnen, wie wertvoll ein bewusster und gezielter Umgang mit dem hochsensiblen Tier Pferd sein kann.

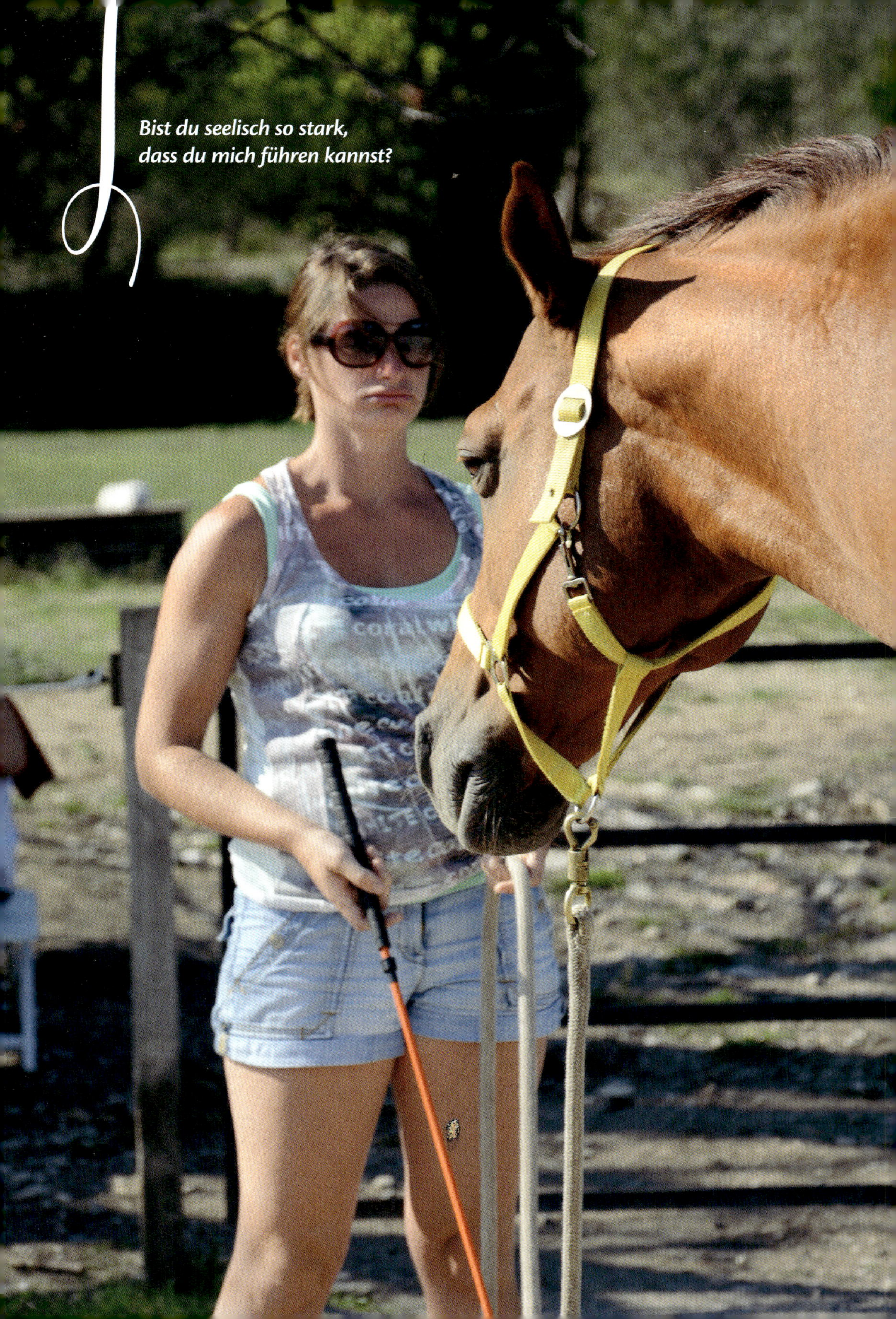

Bist du seelisch so stark, dass du mich führen kannst?

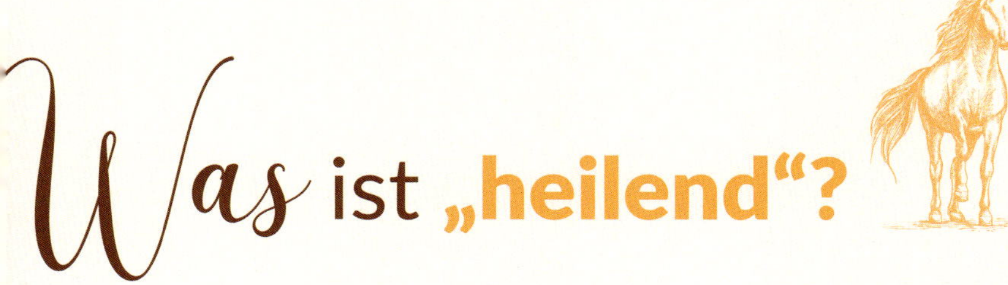

Was ist „heilend"?

Mit heilend in der Arbeit mit den Pferden ist ein Heilwerden auf seelischer Ebene gemeint. Eine schwache Seele kann den Körper nicht gesund erhalten, das kann nur eine in sich starke Seele. Pferde fordern vom Menschen, seelisch stark zu sein, denn im Moment des Zusammenseins mit einem Pferd testet es uns, um zu sehen, welche potenzielle Position wir im Hierarchiegefüge einnehmen.

In der freien Wildbahn hängt das Überleben des Einzelnen wie der Gesamtheit der Pferdeherde von einer geregelten und fest bestimmten Hierarchie ab. Ranghohe Pferde haben eine starke Seele. Wie wir das erkennen können? Durch eine starke energetische Ausstrahlung des Pferdes und durch seine Autorität, die die anderen auf Distanz halten. Ein rangniederes Pferd wird sich nicht erlauben, in den Individualraum des ranghöheren Pferdes zu treten. Die ranghohen Pferde zeichnen sich in aller Regel nicht durch äußere Merkmale aus. Sie zeichnen sich jedoch vor allem durch eine seelische Stärke und Präsenz aus.

> ***Ranghohe Pferde zeichnen sich durch seelische Stärke aus.***

Will der Mensch nun mit einem Pferd interagieren, egal, wie auch immer diese Interaktion aussehen mag, es kann sich um eine einfache Bodenarbeit oder um eine reiterliche Lektion handeln, immer wird das Pferd fragen: Bist du seelisch da? Es ist ein instinkthaftes Abfragen, das das Pferd veranlasst, gewisse Aktionen oder Reaktionen an den Tag zu legen. Dieses instinkthafte Einfordern von seelischer Stärke seines menschlichen Gegenübers birgt für den Menschen die Chance, in sich zu erstarken.

Starke Seele, starker Geist

Der Mensch ist ein dreigliedriges Wesen von Körper, Seele und Geist. Dabei ist der Körper das Gefäß für die Seele und die Seele das Gefäß für den Geist. Der Körper ist das äußerste Glied und erhält seine Lebensfähigkeit von der Seele. Ein Körper ohne Seele ist ein lebloser, sprich toter Körper. Er ist wie ein Kleid ohne Mensch. Das Kleid erhält sein „Leben" erst durch den Menschen, der das Kleid trägt. Dem Kleid selbst wird kein Leben zugesprochen. Genauso verhält es sich mit dem menschlichen Körper. Er dient als Fassungsgefäß für die Seele – das jedoch nur dann tauglich ist, wenn es stark und ganz in seiner Form ist. Ein Eimer, der ja auch ein Gefäß für Wasser ist, kann nur dann das Wasser fassen, wenn er als Eimer ohne Löcher ist.

Du, lieber Leser, wirst an dieser Stelle vielleicht den Einwand bringen und sagen: Ja, aber es gibt Menschen, die bereits mit einem schwachen, kranken oder beeinträchtigten Körper auf diese Welt kommen. Das stimmt. Und auch in diesen Fällen können wir beobachten, dass es Unterschiede in der Auseinandersetzung mit den jeweiligen körperlichen Handicaps des Betroffenen gibt. Es gibt jene, die sich von den Gegebenheiten

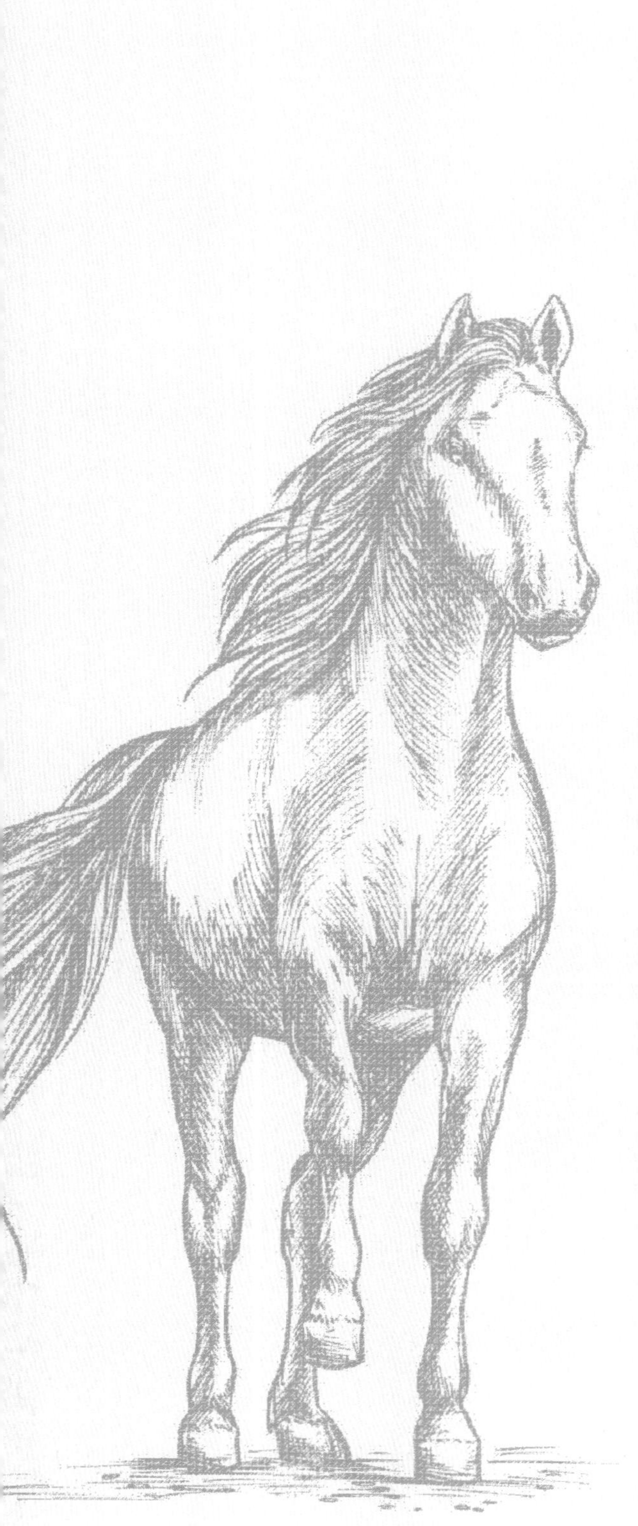

erdrücken lassen, und es gibt jene, die seelisch Stärke leben und trotz der Widrigkeiten das Best aus der Situation machen.

Eine starke Seele generiert einen starken un gesunden Körper und macht vor allem eines mög lich, dass sie zum Fassungsgefäß für den Geis wird. Denn erst der Geist, der zunächst latent i der Seele ruht, so wie ein Samenkorn in der Erde findet die notwendigen Voraussetzungen in eine starken Seele, um sich entfalten zu können. De Geist, der den Menschen befähigt, weitere Evo lutionsschritte zu vollziehen. Das wahre Mensch sein beginnt mit dem Erwachen des Geistes in ihm Doch muss der Mensch selbstverantwortlich diese Erwachen, diese Bewusstseinsevolution anstreben Ein Starkwerden in der Seele erstreckt sich somi nach unten in den Körper und mit einer Ausdeh nung nach oben in der Form, dass sich der Mensc ins Geistige hinein entwickeln kann. Mit andere Worten ausgedrückt: Der Mensch wird immer be wusster, immer wacher. Die körperliche Gesundhei ist eine positive Nebenerscheinung einer geistig seelischen Entwicklung.

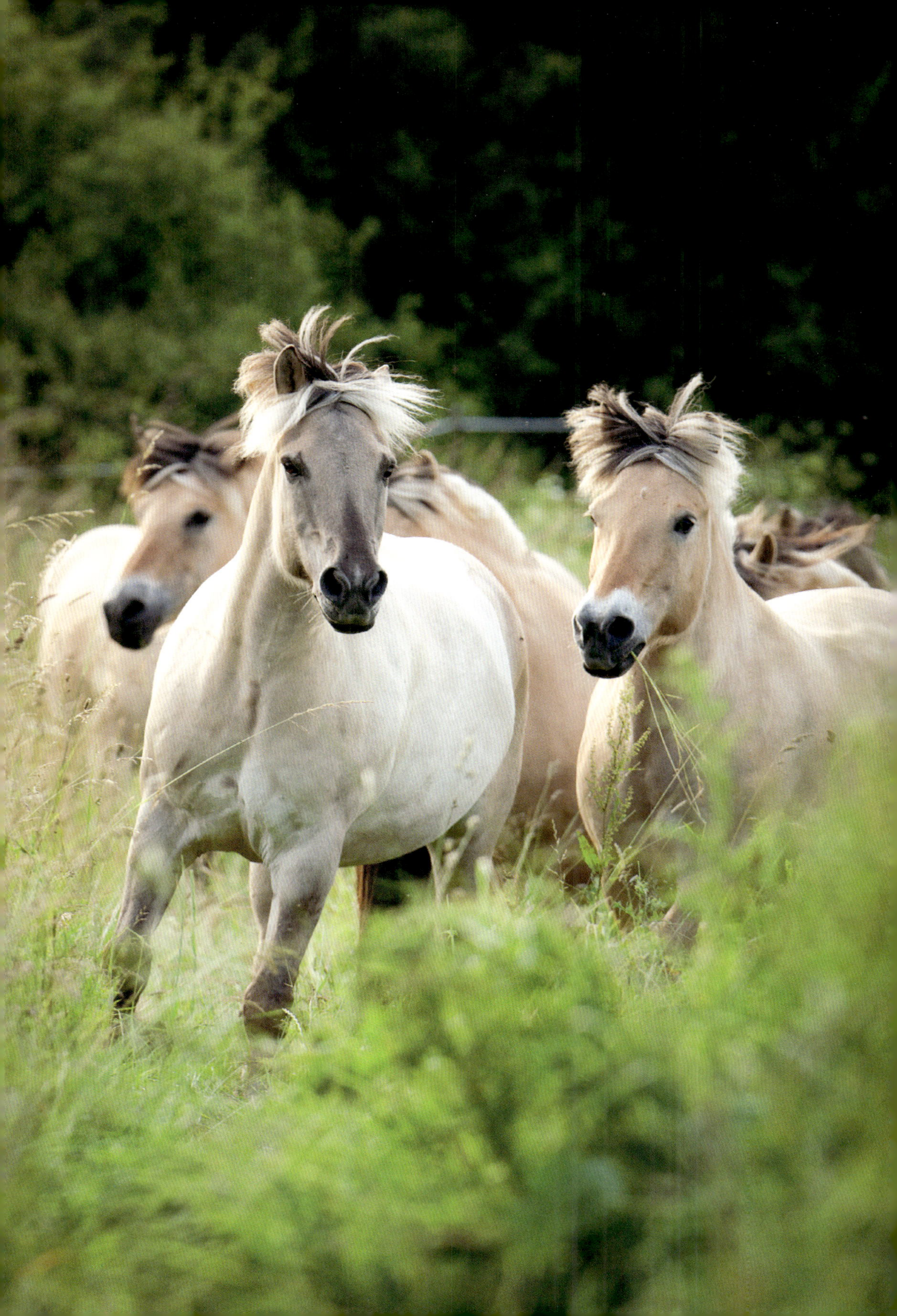

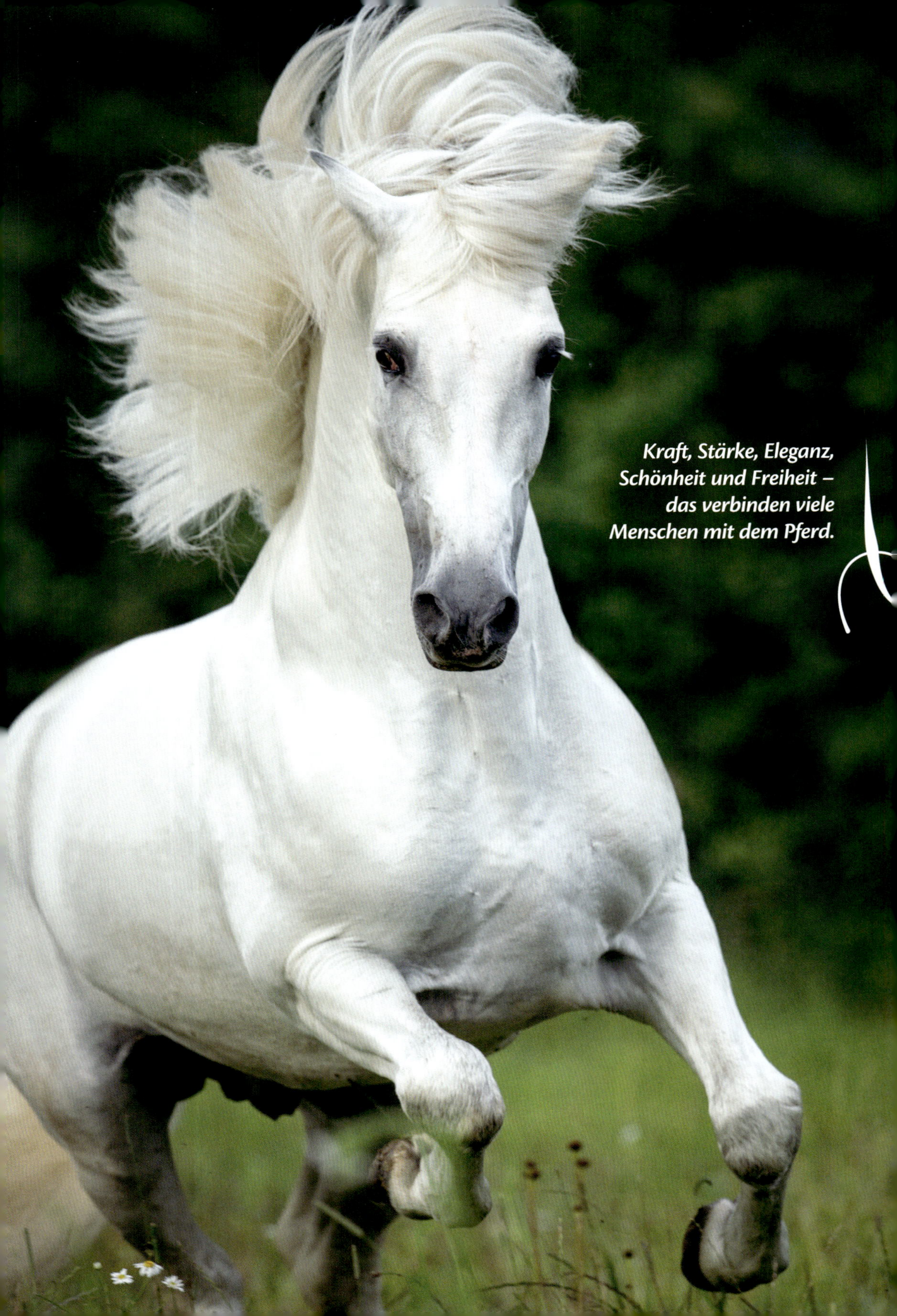

Kraft, Stärke, Eleganz, Schönheit und Freiheit – das verbinden viele Menschen mit dem Pferd.

Das Pferd als Krafttier?

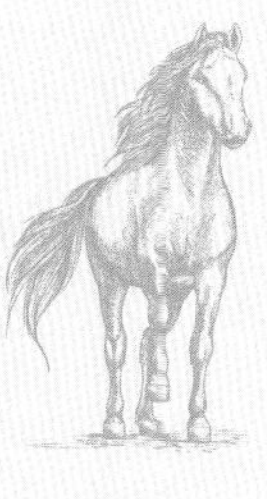

Das Pferd ist für all jene Menschen ein Krafttier, die eine Anziehung diesem Tier gegenüber empfinden. Dabei spielt es keine Rolle, ob derjenige oder diejenige einen Kontakt zu den Pferden hat oder aus der Entfernung eine gewisse Sehnsucht spürt.

Seit Urzeiten ist das Pferd ein Archetyp für all jene Qualitäten, die meist unbewusst im Menschen auf Seelenebene schlummern. Qualitäten wie: Kraft, Macht, Eleganz, Würde, Unbestechlichkeit, Freiheit, Stärke, Sanftmut, Frieden, Geduld, Präzision und viele andere Eigenschaften. Das Pferd erinnert uns an diese Qualitäten, es lebt sie uns vor und wir bewundern es für diese Qualitäten. Wenn wir uns dem Pferd öffnen, kann es all diese Energien in uns wachrufen, damit wir einen Zugang zu ihnen finden und sie im Alltag leben können. Damit das Pferd uns auf diese Reise mitnehmen kann, müssen wir uns vorbereiten und uns Schritt für Schritt diesen Qualitäten öffnen.

Das Pferd kann uns auf der Reise zu uns selbst begleiten.

Es geht um die Reise zu uns selbst. Eine Reise in unsere innere Welt, die im Schamanismus nicht alltägliche Realität genannt wird oder in unserem modernen Sprachgebrauch als Unterbewusstsein bezeichnet wird. Es ist jener Bereich in uns, den wir nicht kennen, der uns unbewusst ist, der auf einer nicht fassbaren – oder wir können auch sagen spirituellen – Ebene liegt.

Warum kann gerade das Pferd uns auf diese Reise mitnehmen? Weil das Pferd zum einen im Hier und Jetzt stark verwurzelt ist und zum anderen im gleichen Maße auf der feinstofflichen Ebene zu Hause ist.

Die feinstoffliche Wahrnehmung

Die Tatsache, dass das Pferd sehr stark auf der materiellen Ebene verankert ist, können wir dadurch erkennen, dass es alles um sich herum sehr genau wahrnimmt. Kleinste Veränderungen werden sofort registriert. Wer mit seinem Pferd ausreitet, kennt sicher die Situation, in der das Pferd urplötzlich in eine „Habt-Acht-Stellung" geht, während du oben auf dem Pferd nicht erkennen kannst, warum. Nach ein paar Minuten wird dir klar, warum dein Pferd so reagiert hat. Es wurde vielleicht durch einen Radfahrer oder Spaziergänger oder durch ein Reh alarmiert – dies jedoch lange bevor du etwas davon bemerken konntest. Warum? Weil das Pferd über feine Antennen verfügt, die es möglich machen, potenzielle Gefahrenquellen weit im Voraus zu erspüren. Diese Fähigkeit ist für das Pferd in freier Wildbahn lebensnotwendig.

Auf spiritueller Ebene beziehungsweise feinstofflicher Ebene ist das Pferd genauso zu Hause. Ich kann immer wieder in meiner kleinen Herde beobachten, wie die einzelnen Herdenmitglieder auf feinstofflicher Ebene miteinander in Kontakt stehen. Die Herde bewegt sich wie ein „Körper". Die Pferde kommunizieren untereinander auf energetische Weise, Informationen werden auf feinstofflicher Ebene übermittelt. Meine Pferde leben auf einem großen Areal, das in verschiedene Zonen eingeteilt ist. Jeden Morgen wird die Herde von der Basiskoppel auf eine abzugrasende Koppel geleitet. Ich sage bewusst geleitet, weil die Pferde nicht geführt werden. Ich gehe voraus, um die für diesen Tag gewählte Koppel zu öffnen, während die Herde auf der Basiskoppel noch ihre Morgenration Heu frisst.

Pferde kommunizieren auf energetische Weise.

Das Gelände am Gardasee ist sehr weitläufig und deshalb kann die Koppel durchaus jeden Tag eine andere sein. Sobald das Areal geöffnet ist, schicke ich der Herde ein geistiges Bild. Ich zeige in diesem geistigen Bild, wo ich mich befinde und in welche Richtung sich die Herde zu bewegen hat. Es dauert nicht lange und alle Pferde kommen meist im Entenmarsch an. Dies ist nur eines von einigen Beispielen aus meinen täglichen spirituellen Erfahrungen mit den Pferden.

Die spirituelle Verbundenheit

Pferde sind noch mit der spirituellen Ebene verbunden. Sie verfügen über eine Intelligenz, die die des Menschen übertrifft, doch nur im Rahmen des Instinkts der jeweiligen Rasse. Das Pferd verfügt unter anderem über genannte Fähigkeiten, da es über das Gruppenbewusstsein geleitet wird. Über diese für jede Rasse unterschiedliche Instinktintelligenz hinaus kann sich das Pferd in unserem Fall nicht bewegen. Der Mensch kann dies sehr wohl, da er ein freies und denkendes Wesen ist. Er kann sich für eine Entwicklung entscheiden, er kann Grenzen überwinden und sich aus dem naturverbundenen (instinktgesteuerten) Denken hinein in das geistige Denken entwickeln. Dazu muss der Mensch jedoch die bindende und hemmende Schwere und die Hindernisse der Materie immer mehr in sich überwinden. Er muss sich aus freien Stücken dafür bewusst entscheiden, das kann kein Tier. Diese Entscheidung und die entsprechenden Entwicklungsschritte unterscheiden den Menschen grundsätzlich vom Tier.

Nun besitzt gerade das Pferd Eigenschaften, die der Mensch auf seinem Entwicklungsweg hin zum „Mensch-Sein" benötigt. Es sind vor allem die oben aufgelisteten Qualitäten, die wir von den Pferden lernen dürfen. Das Pferd zeichnet sich als Krafttier für all jene aus, die bereit sind, seinen Lehren zu folgen. Das Befolgen dieser Lehren hat eine heilende Wirkung auf den Menschen, da das Erringen dieser Qualitäten ein Erstarken der Seele bewirkt, und eine starke Seele generiert einen starken und gesunden Körper.

Vom Kopfbewusstsein zum Körperbewusstsein

Wie sehen nun diese Lehren aus? Wir lernen von den Pferden, aus unserem Kopfbewusstsein in unser Körperbewusstsein zu gehen. Im Körper anwesend sein bedeutet im Sein ankommen. Mit Sein ist die authentische Ebene im Menschen gemeint, die frei von konditionierten Inhalten ist. Konditioniert ist, was sich im Menschen als unbewusste Inhalte wie Glaubenssätze, Überzeugungen, Erinnerungen und so weiter eingeprägt hat und den Menschen manipuliert. Diese konditionierten Inhalte machen den Menschen unfrei und zwängen ihn in ein unsichtbares Gefängnis. Je unbewusster ein Mensch ist, desto gefangener ist er seinen konditionierten Teilbereichen ausgesetzt. Ich stelle immer wieder fest, dass Menschen, die in sich unfrei sind, auch Pferde gefangen halten. Eine klassische Boxenhaltung, in der die Pferde meist viele

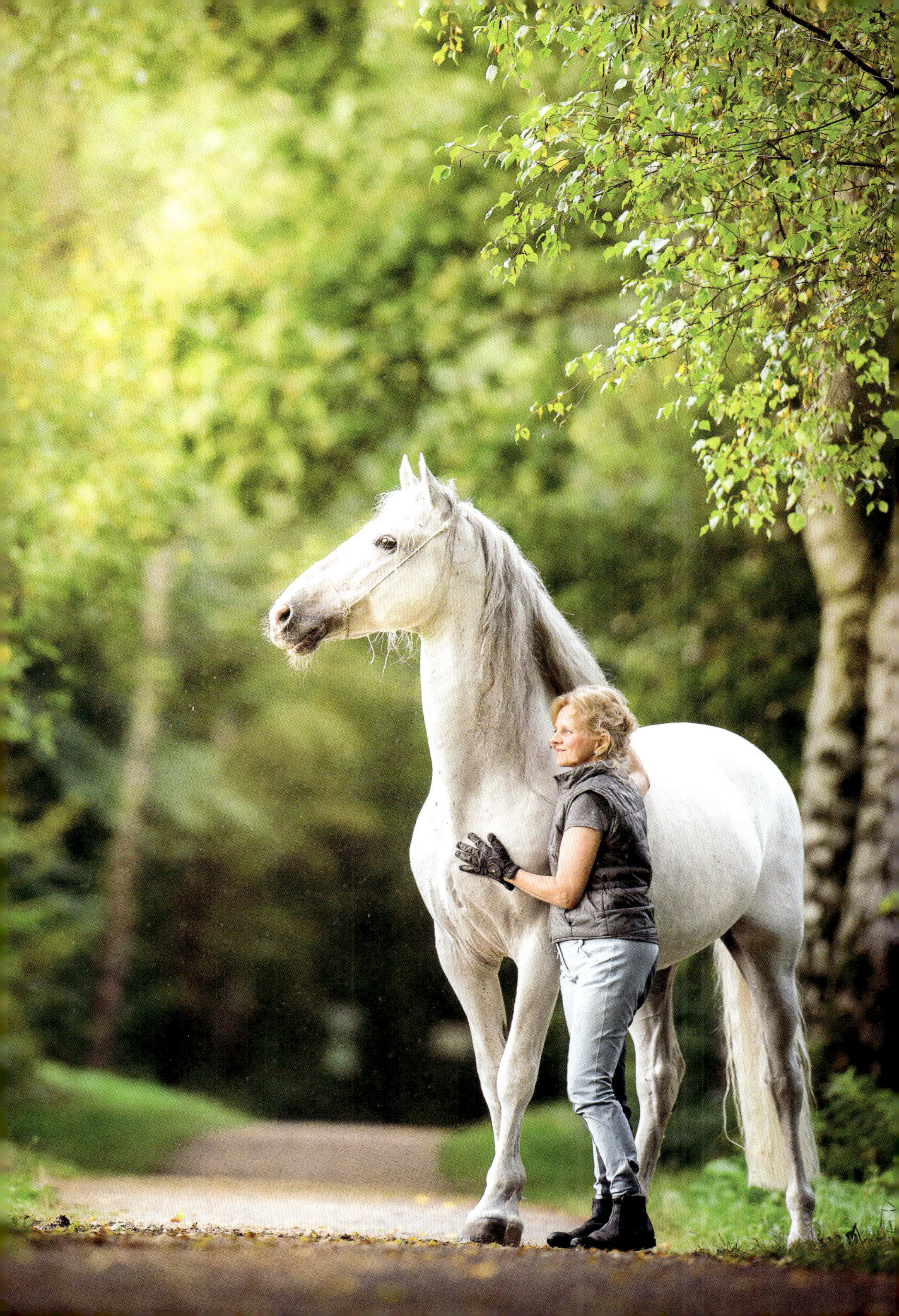

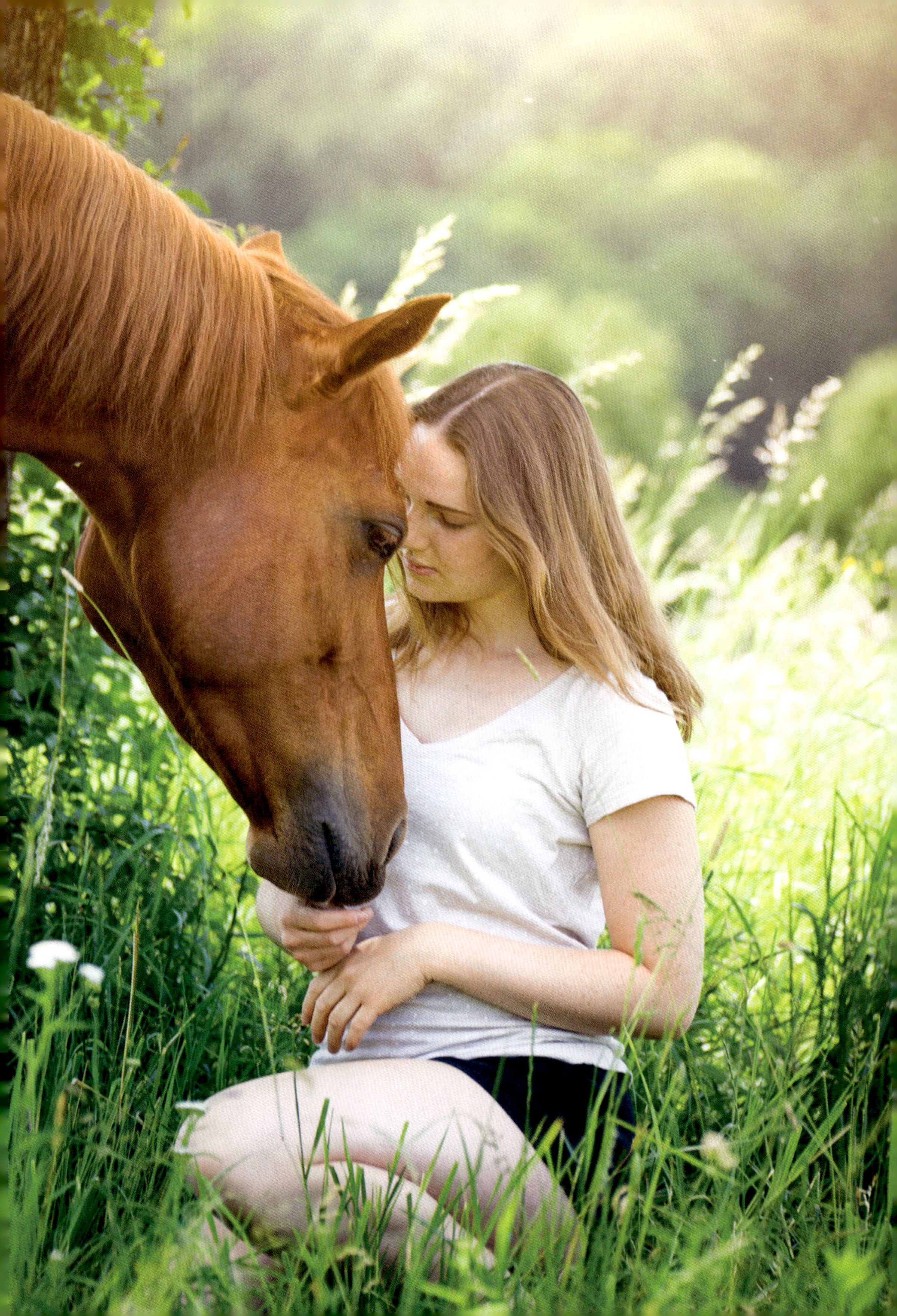

Stunden Tag und Nacht in der Box stehen und nur für einige Trainingsstunden am Tag in die Halle kommen, ist nichts anderes als ein Gefängnis für Pferde. Wer in sich unfrei ist, sieht die Unfreiheit im Gegenüber nicht.

In der Pferdehaltung kann dies für das Pferd zu unerträglichen Qualen führen. Denn ein Pferd ist ein Steppentier, ein Lauf- und Herdentier. Es ist ein Wesen, das eine gewisse Freiheit und die Weite braucht.

In seiner Mitte sein ist die wichtigste Lehre der Pferde.

Kehren wir zurück zu den Lektionen, die wir durch die Pferde lernen können. Im Körper sein ist die wichtigste Lehre der Pferde. Das hört sich einfach an, ist es für uns moderne Menschen jedoch keineswegs. Bevor ich die Pferde als meine Lehrer entdeckte, waren Buchautoren meine spirituellen Trainer. Was ich von ihnen lernen durfte, war zwar sehr interessant, doch für den Alltag hatten diese Lehren keinen großen Wert, da ich nicht aus meinem Kopf hinaus in tiefere Schichten vordringen konnte. Ich las begeistert unter anderem die Bücher von Jiddu Krishnamurti, von Thích NhĐt HĐnh, um nur zwei Autoren zu nennen, die immer wieder die Notwendigkeit der Gegenwärtigkeit hervorheben. Durch das viele Lesen dieser wunderbaren Lehren überzeugte ich mich immer mehr, diese Lehren auch zu leben. Ich lebte mich gedanklich so in diese Lehren ein, dass ich dachte, gegenwärtig und im Hier und Jetzt zu sein. In der Begegnung mit den Pferden erkannte ich sehr schnell, dass es zwischen meinem gedachten „Gegenwärtig-Sein" und dem Gegenwärtig-Sein der Pferde einen riesengroßen Unterschied gab. Meine Gegenwärtigkeit war nur in meinem Kopf zu Hause, die der Pferde im Hier und Jetzt. Ich durfte durch kleine Schritte lernen, in meinen Körper zu kommen. Dies geschah unter anderem durch ein bewusstes Atmen und durch gezielte Atemübungen – und es ist ein lebenslanger täglicher Prozess.

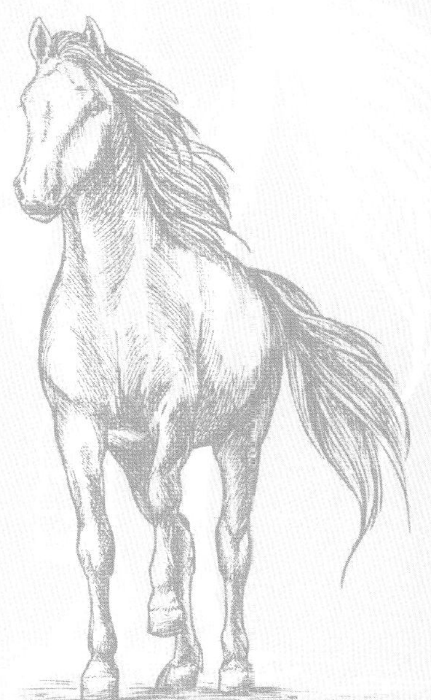

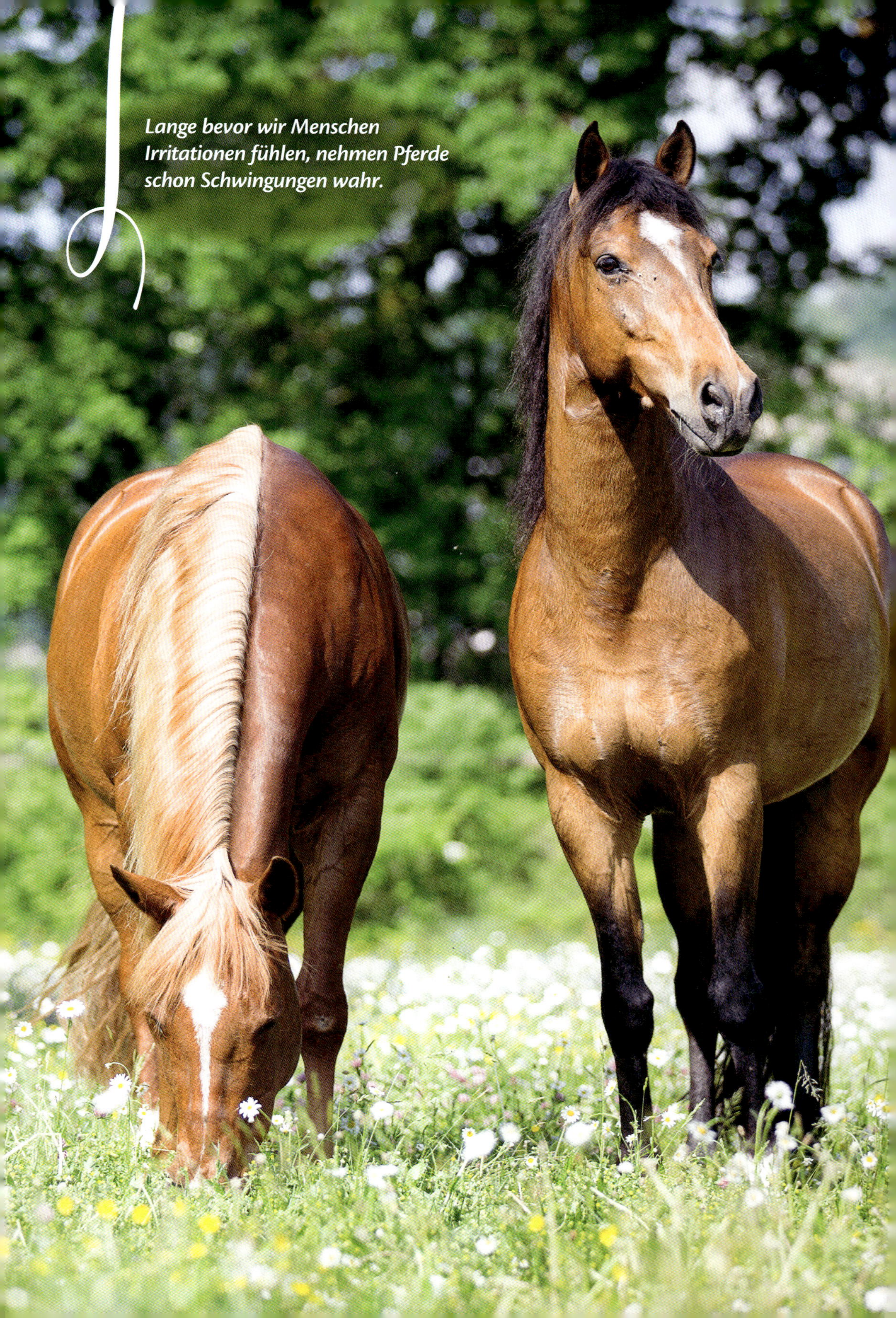

Lange bevor wir Menschen Irritationen fühlen, nehmen Pferde schon Schwingungen wahr.

Energie erfühlen und wahrnehmen

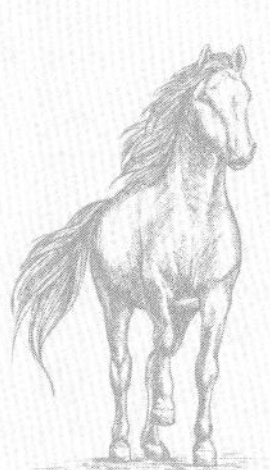

Das Leben im Hier und Jetzt ist eine Komponente, wovon wir Menschen lernen können, aber das Wahrnehmen ist der andere Teil, in dem uns Pferde einen Schritt voraus sind. Wie stark Pferde Energien wahrnehmen und darauf reagieren, wurde mir an einem Januarvormittag durch meine Pferde gezeigt. Wie bereits erwähnt, ist das Areal, in dem sich meine Pferde befinden, sehr weitläufig und in verschiedene große Koppeln unterteilt.

Unterhalb dieser Koppeln befindet sich eine Zone, die von September bis Januar von einem Jäger als Basisstation genutzt wird. In den Monaten von Mitte Januar bis Anfang September kann das Gelände von den Pferden genutzt werden. Ich ging an diesem besagten Vormittag den Pferden voraus, um die Koppel zu öffnen. Die Pferde folgten mir und waren zunächst sehr ruhig und im Begriff zu grasen. Am Gardasee herrscht auch im Winter ein sehr mildes Klima, sodass die Pferde das ganze Jahr über auf den Koppeln etwas zu grasen finden. Ich ließ also die Pferde unter sich auf der „neuen Koppel" und ging meiner Wege. Bereits nach wenigen Minuten kam mir die Herde im gestreckten Galopp entgegen. Da ich keine Erklärung für die Reaktion hatte, ging ich zurück zur Weide, um zu sehen, was geschehen war. Was war es, das die Pferde veranlasst hatte, so aufgebracht davonzugaloppieren?

> ***Pferde nehmen Energie viel intensiver wahr als wir Menschen.***

Alles war so wie vor einigen Minuten, keinerlei Motiv für eine so intensive Reaktion der Pferde. Dieses Szenario spielte sich einige Tage hintereinander in der geschilderten Form ab. Jedes Mal untersuchte ich die Weide und die umliegende Gegend, um eine entsprechende Motivation für das Verhalten der Pferde zu erkennen. Nichts. Rein gar nichts, was ich erkennen konnte.

Am fünften Tag blieb ich mit den Pferden vor Ort, um zu erfassen, was die Ursache für das Nicht-bleiben-Wollen der Pferde sein konnte. Ich spürte, als ich mich inmitten der Pferde befand, eine innere Unruhe in mir aufsteigen. Ich konnte diese innere Unruhe fast greifen, so präsent war sie. Ich konnte nur nicht verstehen, wodurch meine plötzliche Unruhe ausgelöst wurde. Ich blieb also bei den Pferden stehen, die nun begannen, einige Grashalme mal hier, mal dort abzureißen – aber doch fühlbar eine innere Unruhe in sich trugen. Plötzlich galoppierten die Pferde wieder los. Es war diese innere Unruhe, die sich aufbaute, bis sie unerträglich wurde und die Pferde veranlasste, davonzugaloppieren. So ging ich langsam und mit voller Aufmerksamkeit das Gelände ab. Ich beobachtete vor allem meinen eigenen Gemütszustand. Wie und was fühlte ich? Ganz plötzlich fiel es mir wie Schuppen von den Augen. Je näher ich zu der Aussichtsstation des Jägers kam, desto mehr zog sich alles in mir zusammen. Diese Unruhe, die sich zu einer unerklärlichen Angst aufbaute, schnürte mir die Kehle zu und mich überkam ein Grauen. Nun hatte ich die Erklärung. Es war die Energie des Ortes. Die Informationen, die dieser Ort abstrahlte, konnte ich nun deutlich spüren. Je mehr Aufmerksamkeit ich dem Ort widmete, desto mehr konnte ich die Energie in meinem Körper wahrnehmen, so wie es die Pferde tun. Pferde nehmen mit ihrem ganzen Sein und mit ihrem Körper wahr. Diese Wahrnehmung im vollen Bewusstsein ist viel effektiver als das Erkennen mit dem Verstand, der vergleichsweise sehr in seinem Fassungsvermögen limitiert ist. Diese Energie eines Ortes beispielsweise kann der Verstand nicht wahrnehmen, diese können wir nur erfühlen.

„*Pferde erfühlen die Information eines Ortes.*“

Die Information des Ortes enthielt: Jagd, gejagt werden, töten, getötet werden, Flucht, flüchten. Also Informationen, die für ein Pferd beunruhigend sind und es veranlassen zu flüchten. Pferde können die Informationen eines Ortes erfühlen. Das können wir Menschen auch, wenn wir uns wie die Pferde ins SEIN begeben und über die Intelligenz unseres Verstandes auch die Intelligenz unseres Körpers und die der Seele aktivieren.

Der moderne Mensch aktiviert vorrangig die Intelligenz seines Verstandes; die des Körpers und der Seele verkümmern im Alltag zwischen Computerarbeit und modernen Medien zunehmend.

Pferde bieten für viele Menschen eine Brücke zurück zur Natur und damit zurück zu den eigenen Wurzeln und der Möglichkeit, immer mehr im Sein anzukommen.

Gern möchte ich euch teilhaben lassen, wie es mir gelungen ist, den Ort zu „neutralisieren“, sodass die Pferde nun in Ruhe und Gelassenheit grasen können. Nachdem ich mir des Problems bewusst geworden war, habe ich mich so zentral wie möglich auf dem Gelände aufgestellt. Ich habe mit der Wurzelatmung eine starke Verbindung mit diesem Teil der Koppel hergestellt und durch mein bewusstes Einatmen hohe Energien aus der Atmosphäre aufgenommen mit der Bitte, Gott möge diesen Ort segnen. Das machte ich einige Tage in der geschilderten Weise. Mit jedem Mal wurde die Energie des Ortes spürbar neutraler, bis hin zu einer wohltuenden Energie. Nachdem ich diesen Ort neutralisiert hatte, war das angstvolle Verhalten der Pferde nicht mehr aufgetreten.

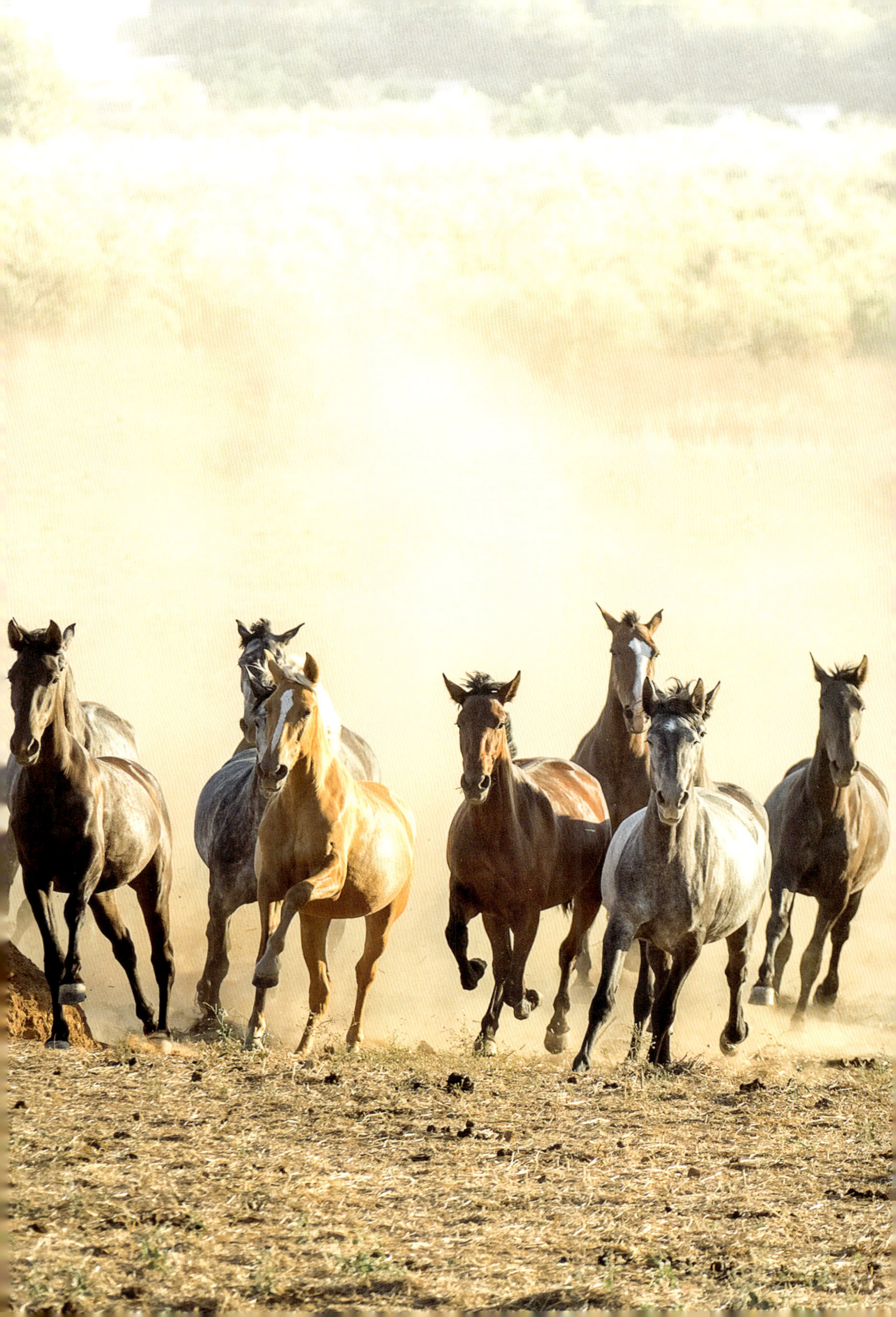

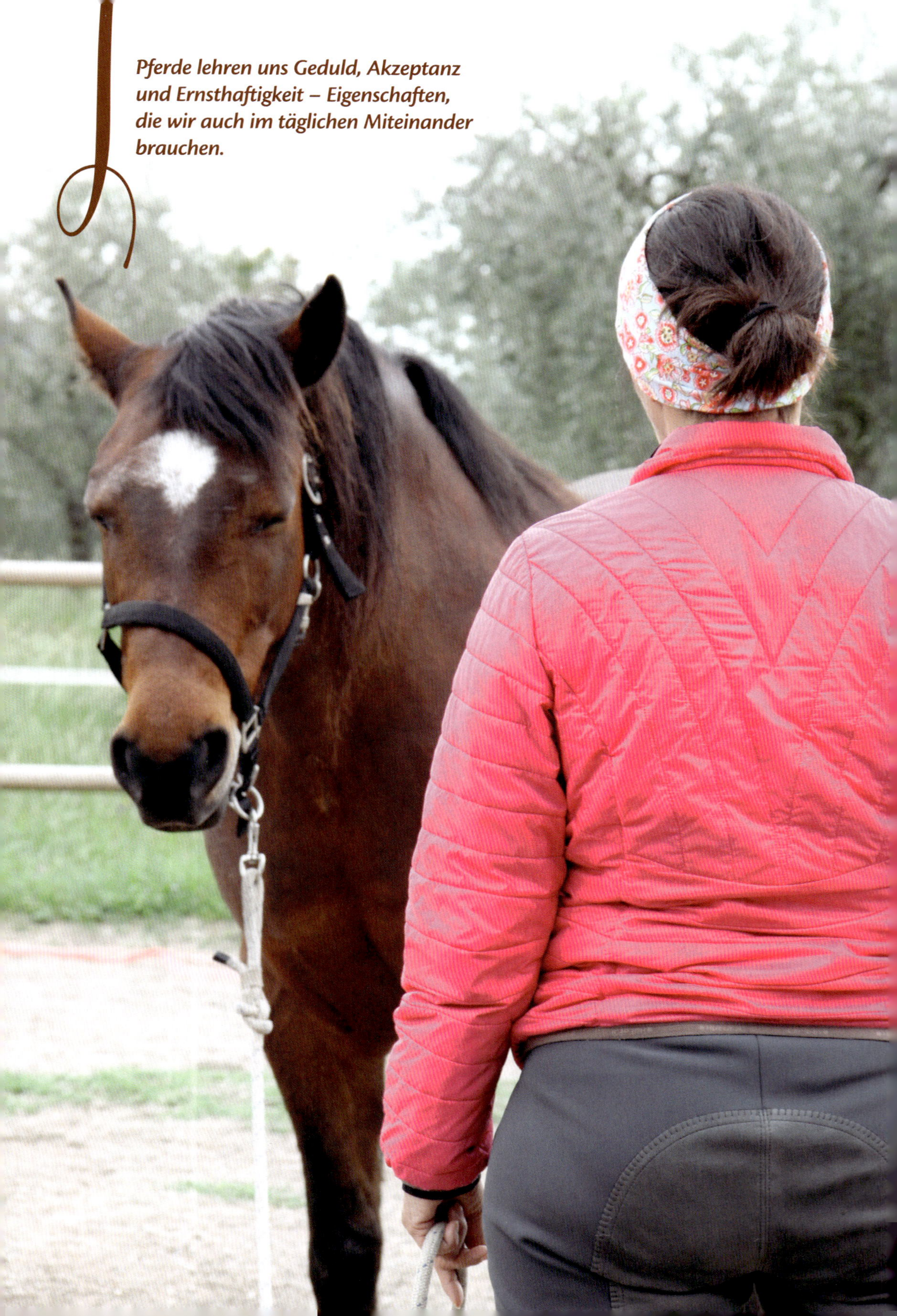

Pferde lehren uns Geduld, Akzeptanz und Ernsthaftigkeit – Eigenschaften, die wir auch im täglichen Miteinander brauchen.

Meine Lehrer, meine Heiler

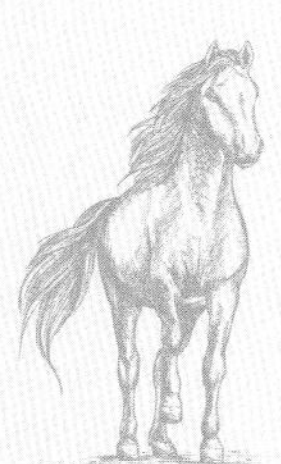

Jedes Pferd ist einzigartig und besitzt ganz spezielle Charakterzüge, die uns helfen, in uns etwas zu erkennen. Vielleicht erkennst du dich in der einen oder anderen Schilderung. Ich will dich ermuntern, eventuell unbequeme Charakterzüge deines Pferdes unter dem Gesichtspunkt des Lernens zu betrachten, statt zu versuchen, das Pferd verändern zu wollen. Dies kann dir ganz neue Wege und Einsichten bescheren und dein Pferd kann sich in seiner wahren Wesenheit offenbaren und über sich selbst hinauswachsen.

Mein erster wirklich großer Lehrer war und ist Racky, ein Wallach hannoveranischer Abstammung. Racky ist ein sehr dominantes und energetisch präsentes Pferd. Mit ihm habe ich viele Tiefschläge, Rückschläge, Krisen und teilweise auch gefährliche Situationen erlebt. Gefährlich deshalb, weil ich in den ersten Jahren noch sehr unbewusst und unbedarft an das Reiten und die Pferdewelt im Allgemeinen herangegangen bin. Diese Unbewusstheit und Unbedarftheit kann ich bei vielen Menschen beobachten. Unbewusstheit auf der Basis eines starken Egos kann im Umgang mit Pferden gefährlich sein. Eine Mischung, die sich im Umgang mit Pferden nicht verträgt.

> ***Pferde können die Verantwortung für Menschen übernehmen.***

Unbewusstheit auf der Basis der Unschuld beziehungsweise Demut ist dagegen kein großes Problem. Als Beispiel können wir hier die Beziehung von geistig behinderten Menschen zu Pferden anführen. Diese Menschen sind meist sehr unbewusst, doch ohne Ego und dessen Allüren. In diesen Fällen können wir etwas Herzerweichendes beobachten: Pferde übernehmen in solchen Fällen meist die Verantwortung für diese Menschen.

Nun zurück zu meinem Racky: Ich war in den ersten Jahren meines Zusammenseins mit Racky sehr unbewusst und hatte diese Egoallüren. Aufgrund dieser energetischen Voraussetzung war ich für mein Pferd in den Anfängen kein ernst zu nehmender Partner. Allenfalls ein Wesen, das ständig etwas wollte und dabei Anforderungen stellte, die jeglicher Achtung und Höflichkeit ihm gegenüber entbehrten. Mein Pferd hatte unendliche Geduld mit mir. Tatsächlich ist dies seine große Spezialität: Er lehrt die Geduld. Bevor ich jedoch in dem Fach Geduld unterrichtet werden konnte, musste er mir erst Akzeptanz beibringen.

Ins Reine kommen

Als ich – durch meine Tochter – den Wiedereinstieg in die Pferdewelt fand, dachte ich zunächst, ich müsste dort anknüpfen, wo ich damals aufgehört hatte: Dressurreiten. Dies tat ich auch und kaufte mir ein nach meinen Vorstellungen passendes Pferd – Racky. In Wahrheit war es Racky, mein Pferd, das sich mich ausgesucht hatte. Dessen war ich mir natürlich nicht bewusst.

Die ersten Monate unseres Zusammenseins waren für mich so, wie ich es von früher kannte: Ich kam in den Stall, putzte mein Pferd, sattelte es und ritt meine Übungen. Ein- bis zweimal die Woche erhielt ich englischen Reitunterricht.

Ich war einigermaßen zufrieden. Tief in mir fühlte ich: Da war noch etwas, da musste es noch etwas geben. Zu diesem Zeitpunkt kannte ich nichts anderes und konnte mir auch nicht vorstellen, dass ich – außer reiten – mit meinem Pferd noch etwas anderes machen konnte. So verliefen die ersten Monate meines wiedergefundenen Reiterlebens ruhig, bis ein Vorfall meine ganze bisherige Welt über den Haufen werfen sollte. Mein Pferd machte Probleme und ich kam mit ihm nicht mehr zurecht. In meinen Augen war es mein Pferd, das nicht mehr funktionierte. In Wirklichkeit war jedoch ich, besser gesagt mein Ego, das Problem.

Wir sollten zurück zu den Wurzeln und alles loslassen.

Zum damaligen Zeitpunkt suchte ich die Lösung für das Problem in verschiedenen Ansätzen: neue Ausrüstungen, neue Vorgehensweisen, neue Techniken. Alles führte – wenn überhaupt – nur zu kurzzeitigen Verbesserungen, bis es dann wieder schlimmer wurde und ich irgendwann gar nicht mehr mit meinem Pferd zurechtkam. Am Höhepunkt dieser Negativentwicklung konnte ich Racky nicht mehr führen. Ich hatte Angst, zu ihm in die Box zu gehen. Ich konnte ihn nur noch aus einer sicheren Entfernung beobachten. Zum Beispiel wenn er auf der Koppel graste, stellte ich mich an den Zaun. Ich brauchte immer die Sicherheit, jederzeit fliehen zu können. In dieser Phase spielte ich kurzzeitig mit dem Gedanken, mein Pferd zu verkaufen und der Pferdewelt endgültig den Rücken zu kehren. Doch die Liebe zu diesem Pferd war – zu meinem Glück – so groß, dass dieser Schritt keine wirkliche Option für mich war. Ich musste Wege finden, um mit meinem Pferd wieder „ins Reine" zu kommen. Dies bedeutete in Wahrheit, mit mir selbst ins Reine zu kommen, Dinge zu erkennen, die ich im Alltag ohne mein Pferd nicht erkannt hätte, mit einem Wort, ich musste bewusster werden. Nur wie?

Alle Horsemanship-Kurse konnten mir nicht weiterhelfen. Absolvierte ich mit meinem Pferd so einen Kurs, funktionierte alles wunderbar – solange der Trainer dabei war. War ich dann zu Hause wieder auf mich allein gestellt, wurde alles noch schlimmer. Heute weiß ich warum. Ich setzte nur Techniken um, ohne die entsprechend notwendigen Energien in mir entwickelt zu haben, die entscheidend sind, damit die Techniken funktionieren. Ein Dilemma, das ich nicht einmal als solches erkannte. In meiner großen Verzweiflung blieb mir nur eines: Ich musste direkt von meinem Pferd lernen, wenn ich irgendwie weiterkommen wollte.

Loslassen und beobachten

Es bedeutete, dass ich alles, was ich in den vergangenen Monaten an Wissen auf Kursen und durch Eigenstudium erworben hatte, vergessen musste. Es bedeutete, zurück zu den Wurzeln und alles vollkommen loslassen. Es lag ein langer und mit Rückschlägen gepflasterter Weg vor mir, doch das wusste ich zum Glück nicht.

Ich war an einem Punkt angelangt, an dem gar nichts mehr ging. Ich konnte nur beobachten, und dies nur aus sicherer Entfernung. Das war mein erster Lernschritt, den ich von meinem Pferd empfangen habe: in Akzeptanz beobachten.

Ich verbrachte Tage, Wochen, ja sogar Monate damit, nur zu beobachten. Mein Pferd befand sich damals in einer sehr schönen Unterkunft mit großen Koppeln und der Möglichkeit, im Herdenverband tagsüber zu grasen. Dies war für mich eine der intensivsten und lehrreichsten Zeiten. Ich beobachtete mein Pferd, die Herde, die wunderbare

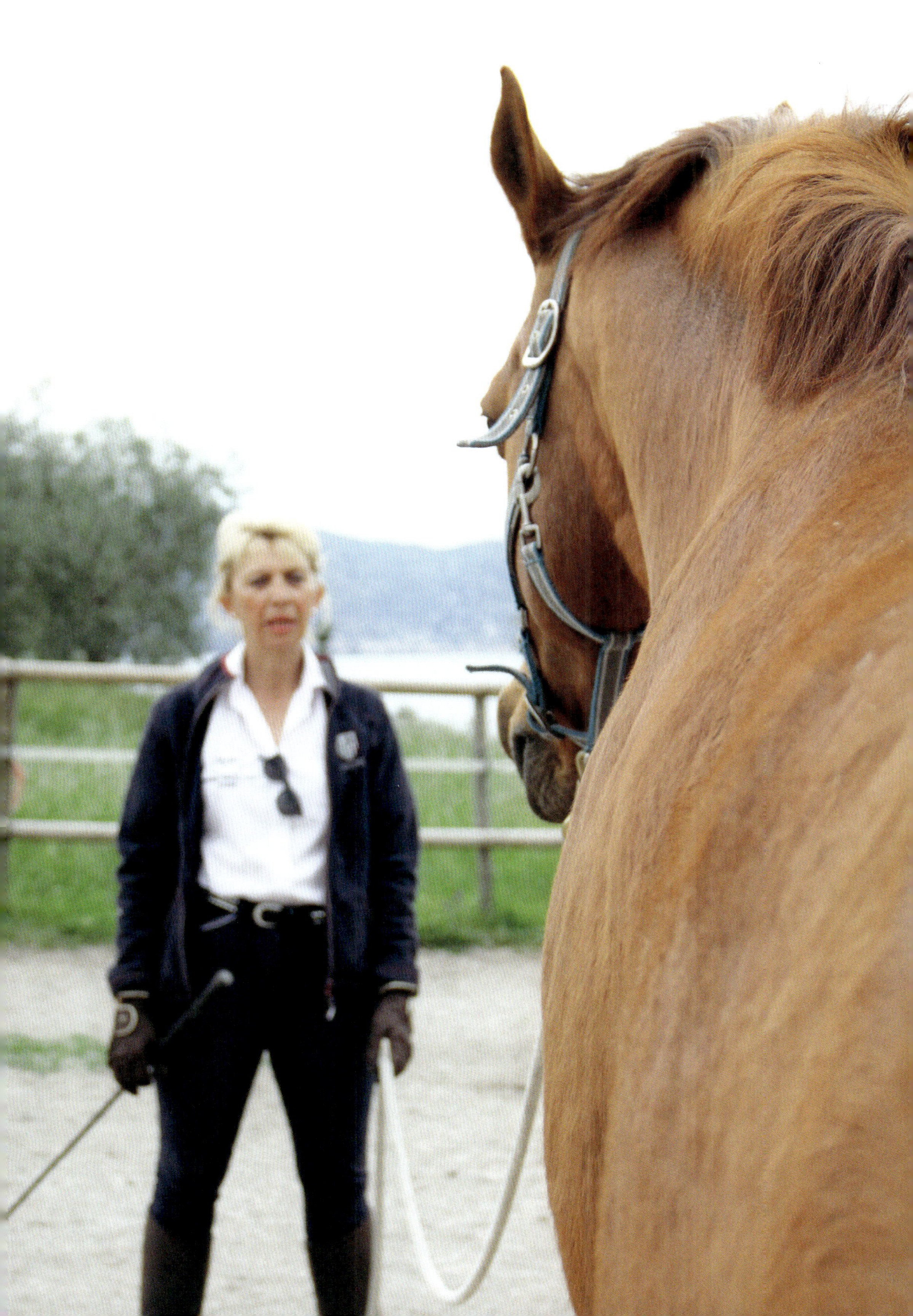

Natur um mich herum, und je weiter ich mich auf den Prozess des Beobachtens einließ, desto tiefer tauchte ich in eine für mich „neue Dimension“ des Hier und Jetzt ein. Alles um mich herum begann mit mir zu kommunizieren. Es war eine „stille“ Kommunikation, die ich nur in meinem Herzen wahrnehmen konnte. Nicht nur mein Pferd erreichte mich, auch die anderen Pferde, die Bäume, das Gras, die Blumen, alles. Eine Kommunikation, die mein Herz erfüllte und mich reich fühlen ließ.

Erkennen und akzeptieren

Ich erkannte in meinem Pferd einen Leader, er war der Boss, und dies sollte in jeder neuen Herdenkonstellation so bleiben und ist auch heute noch so. Ich erkannte, wie er nur durch seine Anwesenheit die anderen Pferde veranlasste zu weichen, sie schafften Raum für ihn. Dies geschah so subtil und natürlich, dass ich dies nur durch eine intensive Beobachtung mit der Zeit erkennen konnte. Ich erkannte eine große Ruhe und Geduld in meinem Pferd und war beeindruckt. Diese Qualität der Ruhe und Geduld machte auch einen großen Eindruck auf die anderen Herdenmitglieder und ich fühlte, wie er dadurch als natürlicher Leader von den anderen anerkannt wurde. Diese Qualität des Leaderships wollte ich auch in mir erringen. Und hier begann ich vor der ersten Hürde zu stehen. Geduld gehörte nicht zu meinen Stärken. In allem, was ich zuvor getan hatte, stand eines im Vordergrund: Ich wollte stets schnelle Resultate. Dadurch habe ich jeweils die Details übersehen, ja sogar übersprungen. Heute weiß ich, dass es gerade die Details sind, das heißt die Beachtung der einzelnen kleinen Schritte, die aus dem Gesamten einen Erfolg werden lassen. Von der Umsetzung dieser Erkenntnis war ich damals weit entfernt. Doch eines hatte ich erkannt: Ich musste in die Lage kommen, so viel Energie zu erwerben, dass es mir möglich wurde, den Raum meines Pferdes einzunehmen. Ich musste meine Jetztsituation akzeptieren, um im nächsten Schritt geduldig meine Energien zu steigern, bis ich fähig sein würde, den Raum meines Pferdes einzunehmen. Nachdem ich das erkannt hatte, hatte ich bereits den größten Teil der Strecke hinter mich gebracht.

Gedulden und führen

Durch gezielte energetische Übungen, die ich ebenfalls in der Präsenz meines Pferdes, ich möchte sagen, empfangen habe, konnte ich in wenigen Wochen den Raum meines Pferdes einnehmen. Damit war das Eis gebrochen und ich konnte beginnen, mein Pferd zu führen. Dies war ein Riesenerfolg, denn ich konnte auf dem Tiefpunkt dieser Entwicklung Racky nicht einmal mehr berühren und nun konnte ich ihn wieder führen.

> ***Um den Raum eines Pferdes einzunehmen, braucht der Mensch Klarheit.***

Durch das bewusste Akzeptieren meiner Situation, das geduldige Umsetzen und das Erwerben der notwendigen Energien konnte ich Riesenerfolge erzielen. Heute ist Racky in den Kursen nicht nur ein großer Lehrer in Sachen Akzeptanz und Geduld, sondern er ist auch ein großer Heiler durch diese Qualitäten. Viele Teilnehmer konnten bereits durch seine so geduldige Anwesenheit an Themen und Blockaden herankommen, die im Alltag unzugänglich geblieben waren.

Das Pferd hilft uns, uns von unseren konditionierten Inhalten zu befreien, und damit kann unser authentisches Sein durchschimmern. In unserem authentischen Sein besitzen wir die gleiche Eleganz, Würde, Unbestechlichkeit, Freiheit, Stärke, Sanftmut, die friedvolle Art, das Geduldigsein, das Präzisesein und viele andere Eigenschaften – genauso wie das Pferd.

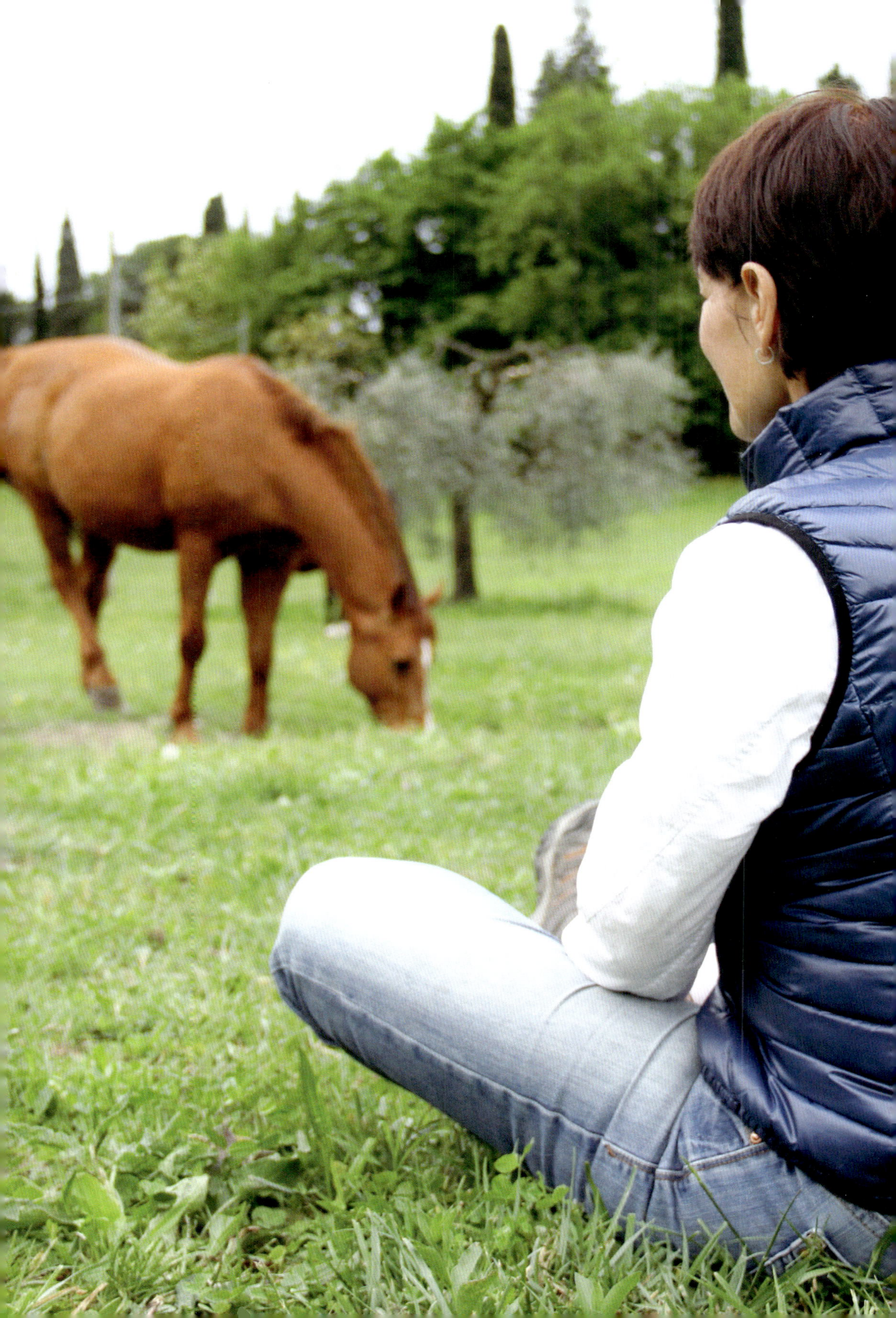

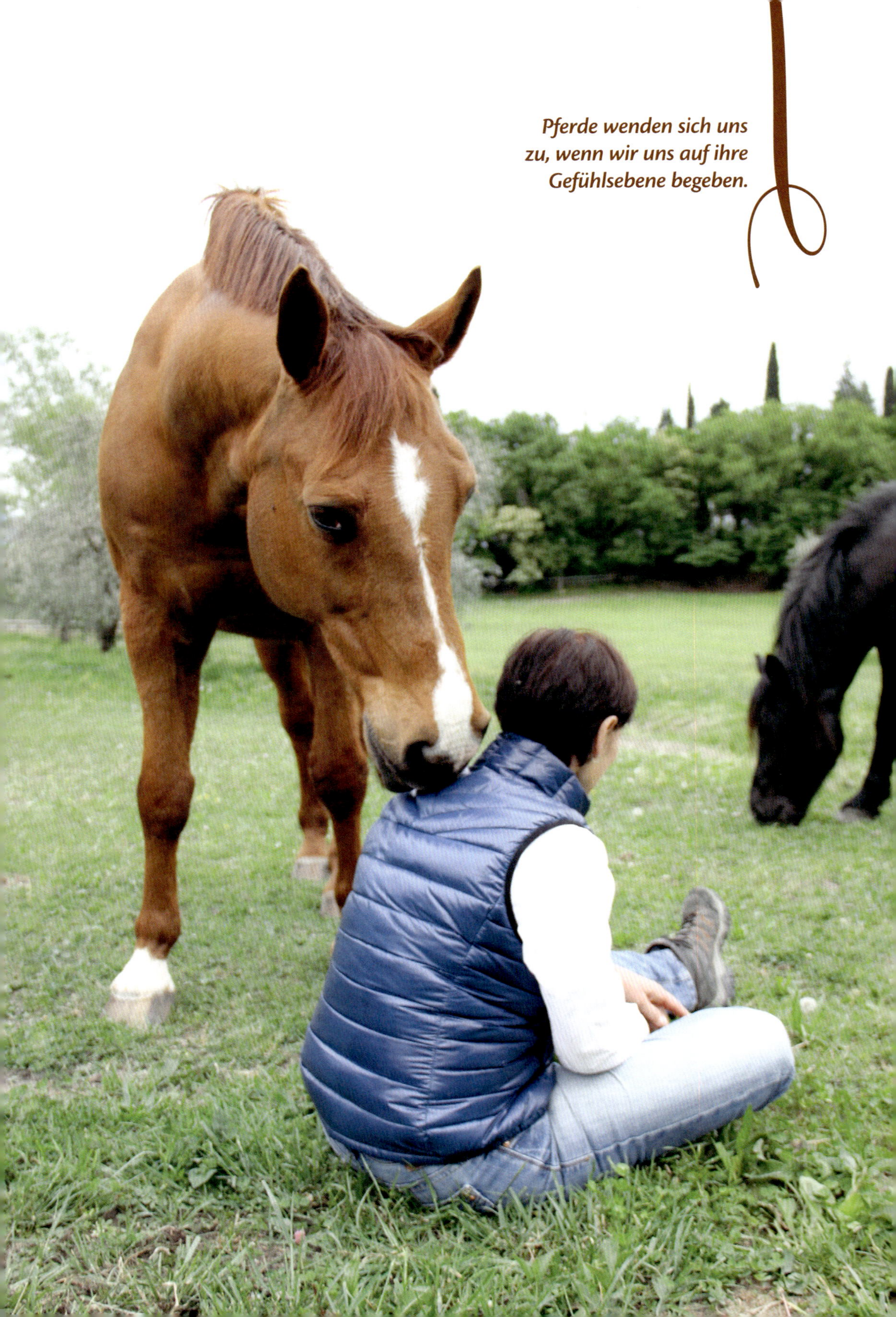

Pferde wenden sich uns zu, wenn wir uns auf ihre Gefühlsebene begeben.

Die Sprache der Pferde lernen

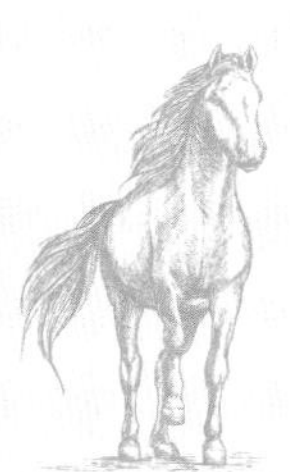

Die Sprache der Pferde ist eine Sprache des Fühlens, Erfühlens, des Erspürens. Wir moderne Menschen haben diese Sprache verlernt, da wir vorwiegend die intellektuelle Seite unseres Seins aktiviert haben. Fühlen, Erfühlen und die eigenen Gefühle wahrnehmen ist für uns nicht leicht. Vor allem wenn es sich um negative Gefühle handelt, dann sind wir schnell geneigt, diese zu unterdrücken. Wir wollen sie nicht fühlen, wir wollen nicht mit dem Negativen in uns konfrontiert werden, und wir wollen schon gar nicht Schmerz, Kummer und Traurigkeit empfinden.

Diese Gefühlsregungen werden, in aller Regel noch bevor sie an die Oberfläche kommen und ihre Botschaft überbringen können, von uns ins Reich des Unbewussten verbannt. Dort leben sie dann ein eigenständiges Leben und können sich ungehindert ausbreiten, uns beeinflussen und manipulieren.

> ***Fühlen, Erfühlen und Gefühle wahrnehmen ist für Menschen nicht leicht.***

Für Pferde ist Fühlen überlebensnotwendig, jedenfalls in der freien Natur. Sie erspüren die Qualitäten, die Energien und damit die Informationen, die ein Ort, eine Situation, ein Tier und vor allem auch Menschen ausstrahlen. Durch das prompte Erfühlen der Energien können sie blitzschnell erkennen und reagieren.

Nähert sich ein hungriger Tiger, dann strahlt dieser eine andere Information aus als ein Tiger, der gerade seine Beute verschlungen hat. In der Tat kann man diese unterschiedlichen Szenen in der Natur beobachten. Zweimal scheinbar die gleiche Situation. Ein hungriger Tiger nähert sich der Herde aber in einer sichtbar anderen Weise als ein satter Tiger.

Gefühle wahrnehmen und Grenzen setzen

Pferde können Informationen aus der Atmosphäre empfangen und dechiffrieren. Potenziell können das auch wir Menschen, und Pferde können uns dabei helfen, diese Fähigkeit zu entfalten. Denn Gefühle sind sehr wichtige Botschafter. Wir sollten daher dringend ein Bewusstsein unseren Gefühlen gegenüber entwickeln, denn sie machen es möglich, Inhalte im Seeleninnenraum wahrzunehmen. Wahrnehmen bedeutet, etwas zu erkennen, und das Erkennen befähigt zur Entscheidung.

An einer anderen Stelle sprechen wir über den Individualraum eines Menschen und wie wichtig es ist, diesen zu wahren. Nur wenn der Mensch ein Bewusstsein über seinen physischen Individualraum beziehungsweise seine Außenlebenssphäre besitzt, kann er im zweiten Schritt ein Bewusstsein für den eigenen Seeleninnenraum entwickeln.

Im Außen ist es relativ einfach, den eigenen Individualraum zu wahren, da wir über unsere Sinne wahrnehmen, wenn jemand oder etwas die

Grenzen unseres Individualraums überschreiten will. Ich kann über meine Sinne wahrnehmen. Ich kann Gegenständliches erkennen und darüber entscheiden. Im Seeleninnenraum fällt das Gegenständliche im Sinne von stofflich weg. Meine physischen Sinne können mir im Nichtstofflichen nicht weiterhelfen, da diese auf das Stoffliche ausgerichtet sind. Wie kann ich nun im Nichtstofflichen erkennen, ob sich in mir Inhaltliches befindet, das mich beeinflusst und manipuliert?

Dazu ein Beispiel, das uns helfen kann, diese Dynamiken besser zu verstehen. Nehmen wir an, wir befinden uns in einem Zimmer. Dort befinden sich unterschiedliche Einrichtungsgegenstände wie Stühle, Tische und so weiter. Ich sehe und ertaste all die Dinge, die in diesem Raum sind. Ich kann aufgrund dieser Wahrnehmung nun entscheiden, welche Möbel im Raum verbleiben und welche hinausgeschafft werden sollen. Ich schaffe Ordnung im Raum – eine Neuordnung.

> ***Grenzen im „Seelenraum" zu definieren ist essenziell.***

Diese Analogie hilft uns zu verstehen, dass ich als Individuum fähig bin, in mir eine Neuordnung zu schaffen, indem ich all jene Inhalte aus meinem Seelenraum hinausschaffe, die Platz in Anspruch nehmen und mich beeinflussen und manipulieren. Wie gelingt dies im Seeleninnenraum, wo ich auf meine Sinne verzichten muss?

Im physischen Raum kann es auch geschehen, dass ich den einen oder anderen Inhalt nicht sehe, doch ich stoße mich daran oder ich steige darauf. Es ist der Widerstand, der mir in diesem Fall anzeigt: „Es gibt einen Inhalt! Schau hin, damit du entscheiden kannst, ob dieser Inhalt im Raum verbleiben soll oder nicht." Das Anstoßen macht es mir möglich, etwas zu erkennen, was ich mit den Augen nicht gesehen habe. Gefühle übernehmen genau diese Funktion. Wir stoßen uns an ihnen und nehmen wahr: „Hier ist etwas in meinem Seeleninnenraum!" Dadurch kann ich entscheiden.

Bewusstsein entwickeln

Damit wir uns unserem Innenraum gegenüber bewusst werden können, müssen wir ein Bewusstsein entwickeln, wie groß unser physischer Raum ist. Denn solange ich meine energetischen Grenzen nicht auf physischer Ebene erkennen kann, wie will ich sie auf der Ebene der nicht stofflichen Dimension wahrnehmen?

Es ist nicht möglich. Der erste und wichtigste Schritt ist daher, ein Bewusstsein meiner physischen Grenzen zu erwerben. Auch hier sind uns die Pferde großartige Lehrer. Kann ich mit Klarheit und Sicherheit meine physischen Grenzen wahren, dann kann ich nun beginnen, meine Grenzen im Seeleninnenraum zu definieren und zu wahren.

Dies ist wichtig, damit ich jeweils entscheiden kann, welche Energien (Inhalte) in meinen Innenraum eintreten beziehungsweise in ihm sein dürfen und welche ich hinausschaffen will.

Doch woraus besteht diese Neuordnung? Es ist eine göttliche Ordnung, die ich mir durch Akzeptanz, Geduld und Ernsthaftigkeit errichten kann. Wie sieht diese Ordnung aus? Sie sieht die Qualität des Friedens, der Sanftmut und der Geduld und Demut vor. Damit diese Qualitäten in mir leben können, muss ich durch Akzeptanz mit Geduld und Ernsthaftigkeit all jene Energien aus meinem Innenraum entlassen, die nicht in Übereinstimmung (Kongruenz) mit dieser Neuordnung stehen. Eine Arbeit, die ich aktiv in die Hand nehmen muss. Sie geschieht nicht von selbst, sondern erfordert die bewusste Entscheidung und den bewussten Einsatz des Menschen. Nur der Mensch kann diese Entscheidung in Selbstständigkeit treffen.

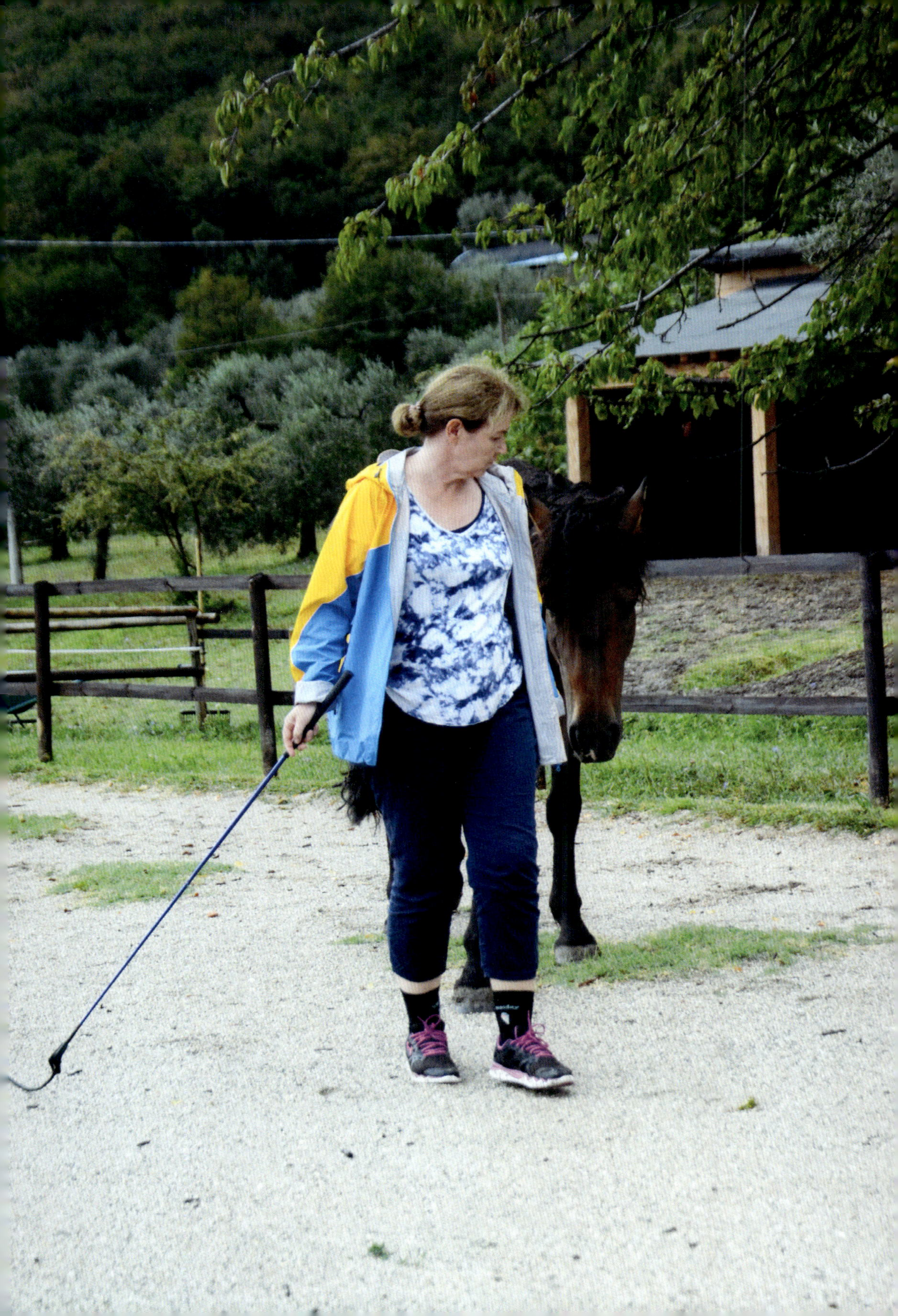

Wandlung zulassen

All jene Energien, die diesen hohen Qualitäten entgegengesetzt sind, darf der Mensch nun durch die Gefühle in sich erkennen und aus seinem Raum entlassen. Nehmen wir ein konkretes Beispiel, um das bisher Erörterte besser zu verstehen. Peter, ein Kursteilnehmer, wird aufgefordert, in den Picadero (Round-Pen oder auch Viereck) zu gehen, um mit dem von ihm gewählten Pferd aus der Mutterstutenposition zu kommunizieren. Das Pferd will von ihm jedoch nichts wissen. Er wird ungeduldig und überaktiv in seinen Aktionen. Er versucht unbewusst, die fehlende Beziehung durch aktive Handlungen zu kompensieren. Je mehr er macht, desto weniger will das Pferd sich auf Peter einlassen. Es flieht regelrecht vor ihm. Als ich ihn an dieser Stelle frage: „Wie fühlst du dich?", antwortet Peter: „Ich fühle mich abgelehnt!"

Durch Interaktion mit dem Pferd wieder zu den eigenen Gefühlen finden.

An dieser Stelle, das heißt, sobald der Übende durch die Interaktion mit dem Pferd an ein Gefühl herangekommen ist, lasse ich den Individualraum in den Boden einzeichnen und fordere den Menschen auf, die Augen zu schließen. Dann frage ich: „Kennst du dieses Gefühl auch im Alltag?" In den allermeisten Fällen sind die Gefühle, die in der Interaktion mit den Pferden „hochkommen", Schlüsselgefühle, die etwas Wichtiges zu übermitteln haben. Tatsächlich erzählt mir Peter, dass sich seine Lebenspartnerin erst kürzlich von ihm getrennt hat. Er fühlt sich abgelehnt und zurückgewiesen. Diese Gefühle versucht er im Alltag durch Überaktivismus zu kompensieren. Wenn er nicht ständig auf Hochtouren läuft, steigt in ihm ein schlechtes Gewissen hoch. In den Interaktionen kam genau diese Dynamik zum Vorschein, die sich Peter durch die Hilfe des Pferdes genau anschauen und sich ihrer bewusst werden konnte. Allein durch das bewusste Hinschauen, durch das Erkennen, kann Peter nun entscheiden, so weiterzumachen oder daraus zu lernen.

In jedem Fall wird das Gefühl des Abgelehntseins ihn so lange begleiten und ihn immer wieder ins Hier und Jetzt holen, bis diese Dynamik erlöst ist, sprich, bis alte Glaubenssätze und unbewusste Überzeugungen erkannt und erneuert werden. Neu geordnet werden, damit eine Neuordnung im Innen stattfinden kann.

Es ist für mich jedes Mal aufs Neue erstaunlich, wie schnell der Übende durch die Pferde an Themen herankommt, die im Alltag nicht erkannt werden und doch das Leben der Person stark beeinflussen. Es sind immer Themen, die in diesem Moment erkannt und erlöst werden wollen.

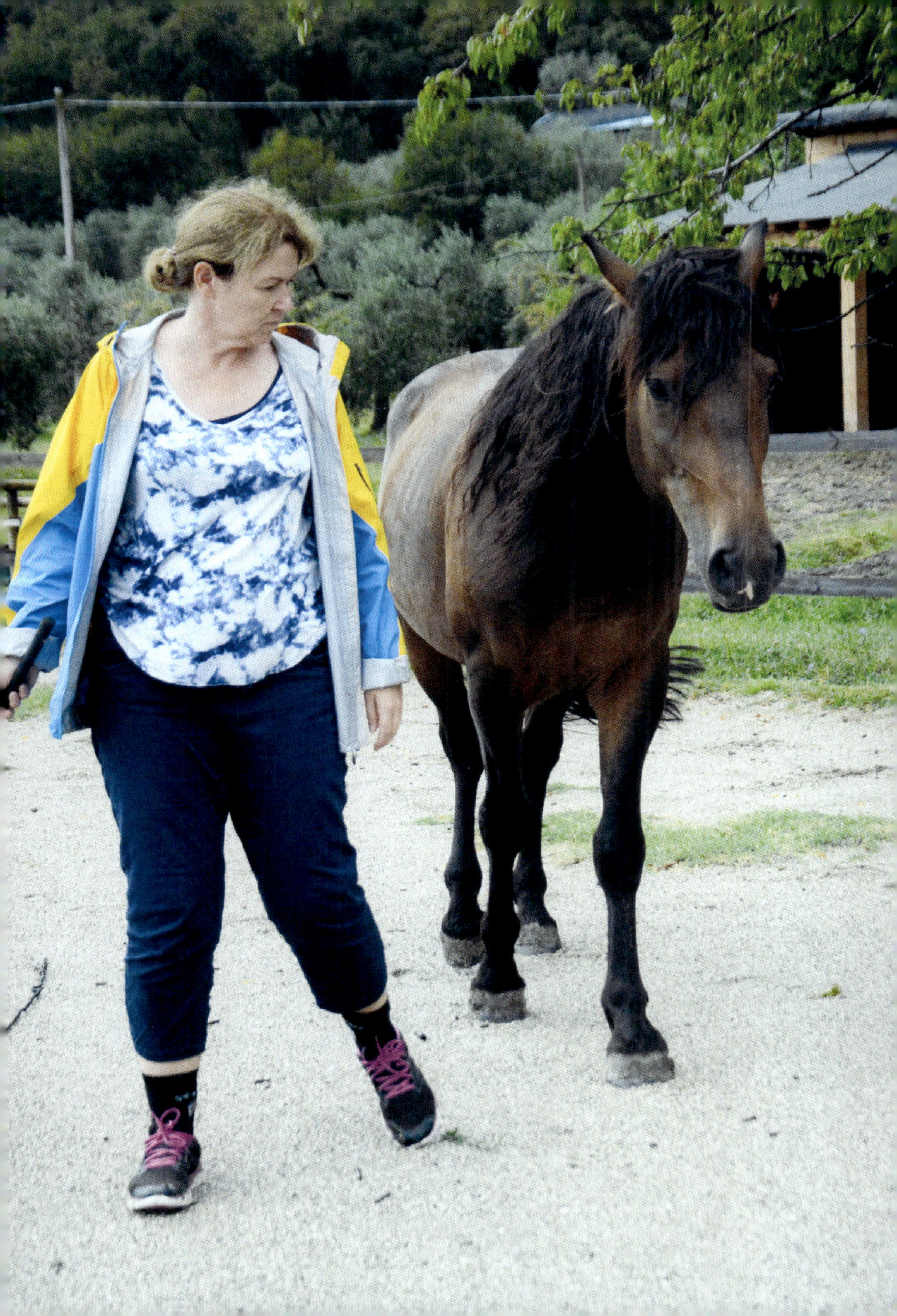

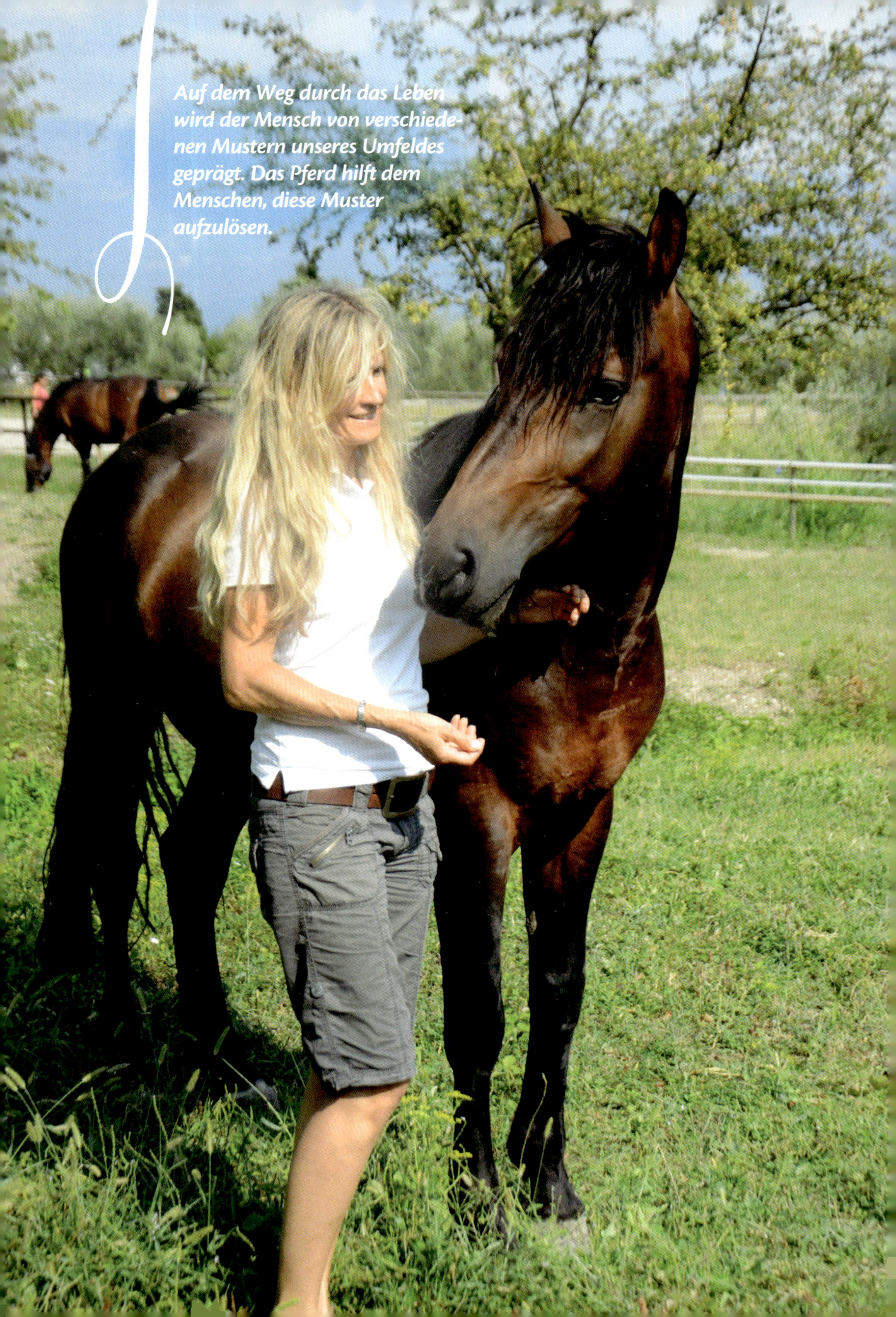
Auf dem Weg durch das Leben
wird der Mensch von verschiedenen Mustern unseres Umfeldes
geprägt. Das Pferd hilft dem
Menschen, diese Muster
aufzulösen.

Das Pferd – Lehrmeister des Lebens

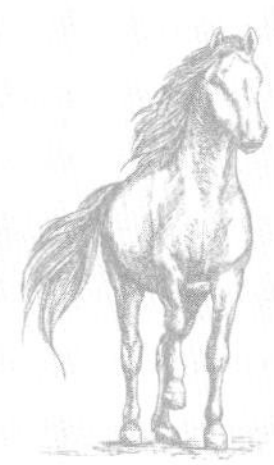

Das Pferd ist ein Lehrmeister des Lebens, denn es fordert die gleichen Qualitäten beziehungsweise die gleiche Geisteshaltung von uns Menschen, wie es das Leben fordert, will der Mensch ein erfülltes und freudvolles Leben führen. Aber die Umwelt und das selbst gewählte Umfeld machen dem Menschen oft einen Strich durch die Rechnung. Wir sind umgeben von Mustern, Rollen und Glaubenssätzen. Diese zu erkennen ist schon ein Teil des Weges, um zu seinem wahren Ich zu finden und dadurch zu einem wertvollen Partner für sein Pferd zu werden. Sehen wir uns diese Muster einmal genauer an.

> ***Wir sind umgeben von Mustern, Rollen und Glaubenssätzen.***

Rollenspiele – Glaubenssätze und Teilpersönlichkeiten

In unserem Unterbewusstsein werden alle Erfahrungen gespeichert, die wir im Lauf eines Lebens machen, seien diese bewusst oder unbewusst. Diese Speicherungen (andere Bezeichnungen hierfür sind: Muster, Glaubenssätze, Teilpersönlichkeiten, Energien) verknüpfen sich untereinander und werden regelrechte Teilpersönlichkeiten. Man hat festgestellt, dass diese Teilpersönlichkeiten ein Eigenleben im Unterbewusstsein des Menschen führen. Je unbewusster ein Mensch ist, desto stärker wird dieser von seinen Teilpersönlichkeiten manipuliert. Diese Teilpersönlichkeiten sind konditionierte Energien und haben nichts mit der Essenz des Menschen zu tun, und doch können sie so stark in einem Menschen werden, dass sich dieser mit seinen Teilpersönlichkeiten stark identifiziert und sich ganz und gar von diesen vereinnahmen lässt. Ist dies der Fall, dann spielt der Mensch eine Rolle, er wird zum Schauspieler, er wird von seinen inneren Mustern gelebt.

Der Mensch interpretiert eine Rolle. Je stärker der Mensch sich mit seiner Rolle – oder seinen Rollen – identifiziert, desto glaubwürdiger spielt er seine Rolle und desto schwieriger wird es für ihn selbst, aus dieser Rolle zu erwachen.

Es gibt unterschiedliche Modelle, um die Rollenspiele zu entlarven:

Opfer: Der Mensch fühlt sich als Opfer dem Leben ausgeliefert und sieht keine Möglichkeit, das Leben selbstgestalterisch in die Hand zu nehmen.

Retter: Die Rolle des Retters, der alle retten will, auch dann, wenn seine Hilfe gar nicht benötigt oder erwünscht ist. Der Retter fühlt sich schuldig, wenn er nicht retten kann.

Opfer und Retter ziehen sich unbewusst an, sie verwickeln sich durch unbewusste Dynamiken, die durch die Rollenspiele bedingt sind, in die verschiedensten Dramen.

Verfolger: Der Mensch, der die Rolle des Verfolgers oder Einschüchterers spielt, beschuldigt die anderen: „Es ist alles deine Schuld!" Er liebt es, andere zu beschuldigen, zu kritisieren, zu unterdrücken, ist streng, autoritär und will kontrollieren. Wut ist seine Antriebsfeder.

Unnahbarer: Er fühlt sich vom Verfolger unwiderstehlich angezogen, da er/sie unbewusst spürt, die besten Bedingungen für das Ausleben der eigenen Rolle bei diesem Gegenpart zu finden. Der Unnahbare verschließt sich immer mehr, je intensiver der Verfolger in ihn eindringen will.

Ein klassisches Beispiel für die Dynamik „Verfolger – Unnahbarer" ist die Eltern-Kind-Beziehung. Nehmen wir das Beispiel des Heranwachsenden, der zu spät nach Hause gekommen ist und nun von einem Elternteil ins Verhör genommen wird. Je mehr der Vater oder die Mutter das Kind verhört und genau wissen will, wo es war und was es gemacht hat, desto mehr in aller Regel wird sich das Kind verschließen. Es wird immer unnahbarer, bis eine Kommunikation zwischen Eltern und Kind zum Erliegen kommt. Wahrhaftige Kommunikation kann nicht aus den Rollen heraus geschehen, sondern nur auf der Ebene des Seins stattfinden.

Erst wenn du die Rollenspiele, die du Spielst, erkennst, kannst du dich entscheiden.

Spiele ich eine Rolle oder bin ich authentisch?

Pferde können mit Menschen, die eine Rolle interpretieren, nichts anfangen. Sie spüren die konditionierte Energie und wollen mit einem solchen Menschen ungern interagieren. Nur unter Zwang wird ein Pferd mit einem Menschen kooperieren, der in einer Rolle gefangen ist. Konditionierte Energie ist für das Pferd Stress und Unbehagen.

Hat das Pferd die Wahl, wird es sich gegen einen Menschen entscheiden, der eine Rolle spielt. Hat es keine Wahl, da es durch entsprechende Ausrüstungen in eine Haltung gezwungen wird, fühlt sich ein solches Pferd in der Gesellschaft eines solchen Menschen sicher nicht wohl und wird sich ihm nicht anschließen. Auf äußerlicher Ebene bleibt den Pferden oft keine Wahl, jedoch auf seelischer Ebene, und auf dieser Ebene wird es sich dem Menschen nicht öffnen.

Wie kann der Mensch nun erkennen, ob er eine Rolle spielt, und wenn ja, welche? Sehr schnell und aussagekräftig mit einem Pferd. Hierzu sind Übungen im abgegrenzten Raum in der Freiarbeit angezeigt. Denn das Pferd hat in der Freiarbeit immer die Wahl. Es kann jederzeit seine Meinung äußern und sich gegen den Menschen entscheiden. Jedes Mal, wenn sich das Pferd gegen den Menschen entscheidet, da es ihm nicht folgt, hat dieser die Möglichkeit zu hinterfragen, hinzuschauen, damit er erkennen kann.

Bewusst in das Gefühl hineinfühlen

Wenn du mit deinem Pferd in die Freiarbeit gehst und dein Pferd läuft in eine andere Richtung und lässt dich einfach stehen, schau hin. Fühle in dich hinein. Was fühle ich und wie fühle ich mich? Es sind die Gefühle, die dir anzeigen, in welche Rolle du fallen willst. Denn durch das Erkennen erwirbst du dir die Macht der Entscheidung. Erkennst du die Rollenspiele, die du spielst, kannst du dich entscheiden, sie zu spielen oder nicht zu spielen. Damit du dir diese Macht erringen kannst, musst du erkennen. Erkennen kannst du nur, wenn du hinschaust. Das Pferd fordert uns ständig auf, „hinzuschauen", durch seine hohe Gegenwärtigkeit zwingt es uns geradezu. Das ist eine große Chance für uns, bewusster zu werden,

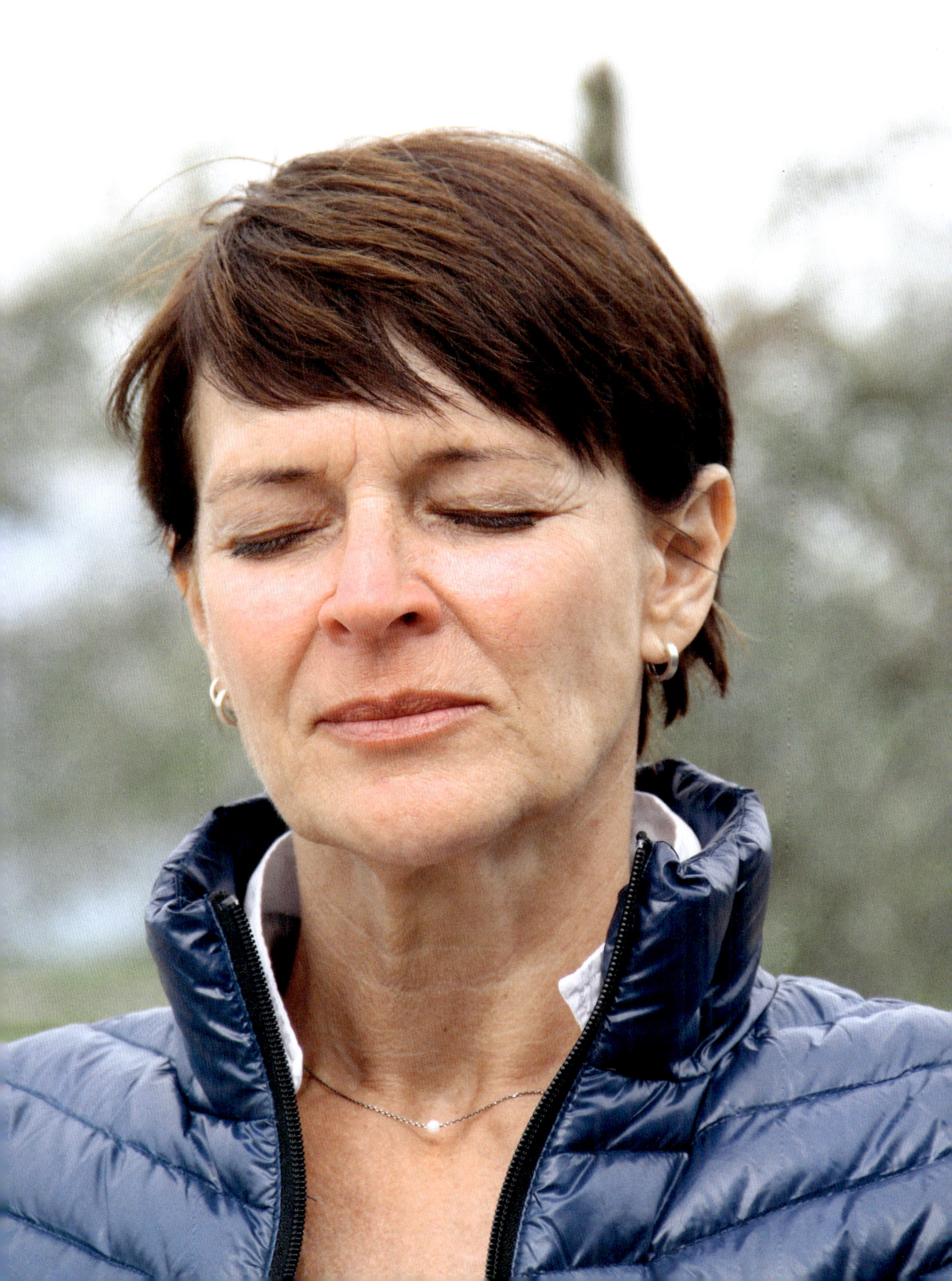

damit wir unsere Macht zurückerobern können. Die persönliche Macht für ein macht- und kraftvolles Leben.

Nehmen wir folgendes Beispiel: Du befindest dich mit deinem Pferd im RoundPen und willst mit ihm aus der Mutterstutenposition arbeiten. Dein Pferd bleibt jedoch nicht an deiner Seite, sondern läuft seiner Wege und ist dir gegenüber vollkommen desinteressiert. Nun gilt es hinzuschauen. Schau in deine Innenwelt und frage dich: Wie fühlt sich das an? Vielleicht fühlst du dich gekränkt? Vielleicht abgelehnt? Oder, oder …

> ***Gefühle kannst du als Botschafter einsetzen.***

Opferrolle ablegen

Deine Gefühle zeigen dir, welche Rolle du gerade geneigt bist zu interpretieren. Nun frage dich weiter: Kenne ich dieses Gefühl auch in alltäglichen Situationen? In 99 Prozent der Fälle ist das, was wir mit den Pferden auf Gefühlsebene erleben, auch im Alltag von Relevanz. Schau dir nun im Geiste die verschiedenen Situationen an, in denen du dich so fühlst, wie dich gerade dein Pferd fühlen lässt, und fühle dich in deinen Körper hinein: Wo spüre ich dieses Gefühl, in welchem Körperbereich?

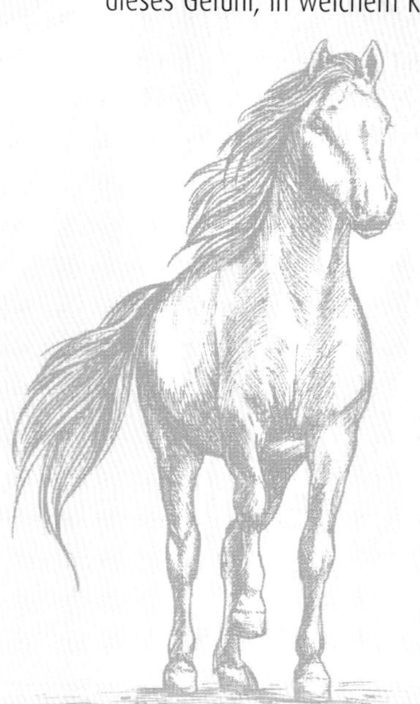

Durch das Beobachten der verschiedenen Situationen im Alltag wirst du erkennen, dass du eine Rolle interpretierst. In dem geschilderten Beispiel ist dieses Gefühl an die Rolle des Opfers gebunden. Nun gilt es, aufrichtig mit sich selbst zu sein und sich nicht in die eigene Tasche zu lügen, denn das würde einen Bewusstwerdungsprozess verhindern.

Du kannst nun durch die Dynamik mit deinem Pferd erkennen, dass du auch im Alltag leicht in die Rolle des Opfers fällst und damit deine Macht und Kraft an andere oder an die jeweilige Situation abgibst. Durch den Erkennungsprozess hast du für den Alltag eine große Hilfe an deiner Seite: das Gefühl.

Denn von diesem Augenblick an wirst du das Gefühl als Botschafter einsetzen können, und jedes Mal, wenn du dich abgelehnt fühlst oder eben so, wie du dich in der Interaktion mit deinem Pferd gefühlt hast, weißt du, was dir das Gefühl bewusst machen will: „Achtung, nicht in die Rolle des Opfers verfallen!" Durch das auftauchende Gefühl kannst du nun entscheiden, wie du handeln willst: aus der Rolle heraus oder aus deiner authentischen Seinsebene.

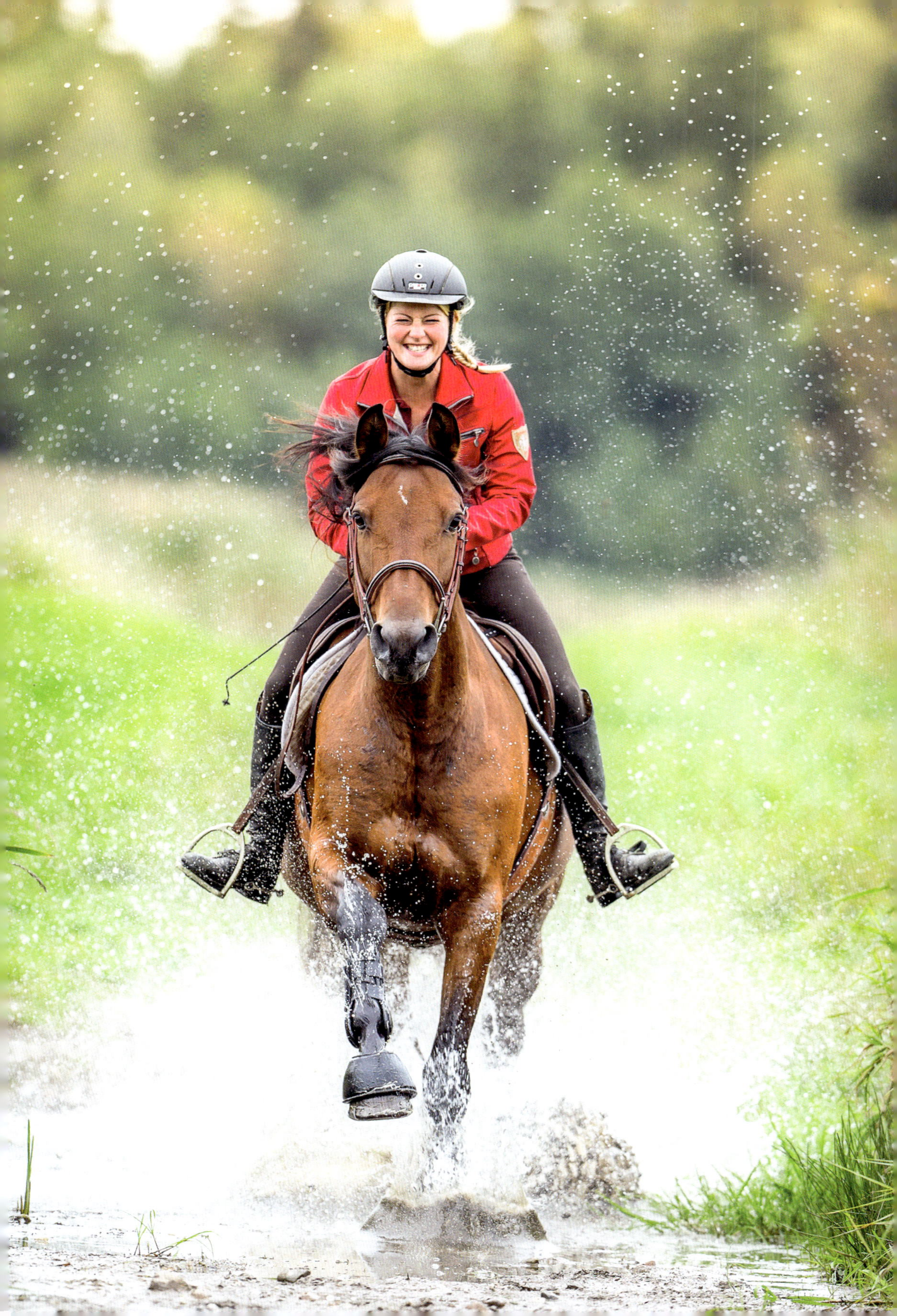

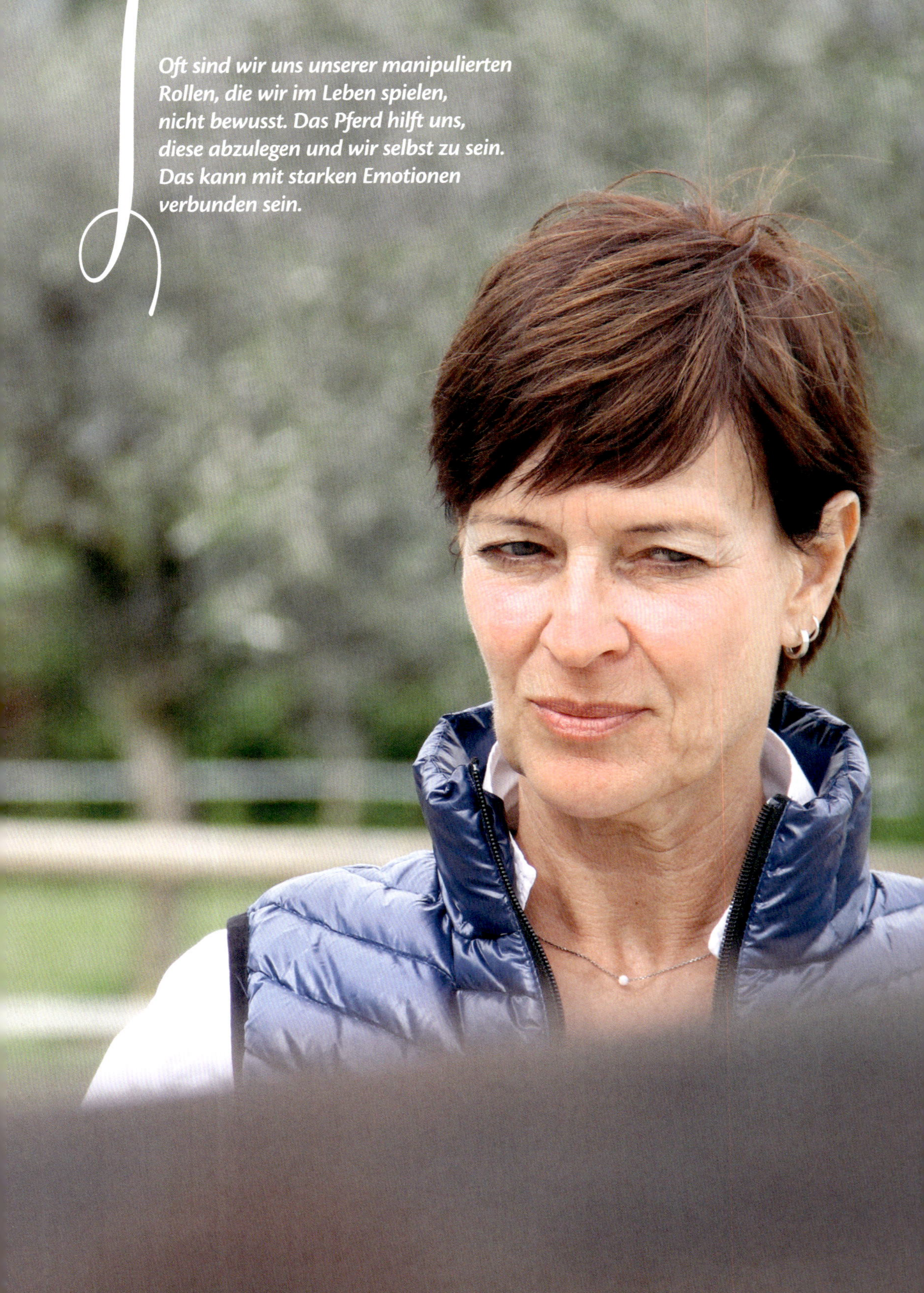

Oft sind wir uns unserer manipulierten Rollen, die wir im Leben spielen, nicht bewusst. Das Pferd hilft uns, diese abzulegen und wir selbst zu sein. Das kann mit starken Emotionen verbunden sein.

Fragen des Lebens an den Menschen

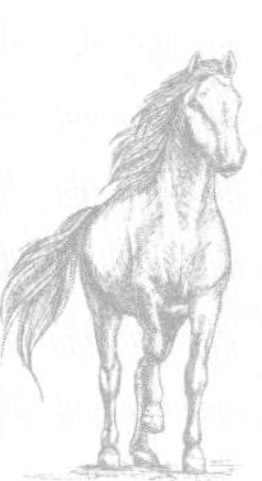

Oft ist es uns nicht bewusst, dass einfache Fragen uns vor eine extrem große Herausforderung stellen und teilweise auch an die Grenzen unserer Persönlichkeit bringen. Diese Fragen stellt das Leben an jene Menschen, die ihren eigenen Weg gehen und ein selbstbestimmtes Leben wollen.

- Was bist DU?
- Wer bist DU?
- Wo bist DU?

WAS BIST DU?

Wie, was bin ich? Dies wirst du sicherlich bei dieser Frage denken. In dir kommt vielleicht der Gedanke: Ich bin ein Mensch, und daher ist die Fragestellung „Was bin ich?" nicht angesagt. Ja, und doch will diese Frage auf einen sehr wichtigen inneren Zustand hinweisen. Was fühlst du? Was geht in deinem Innersten vor? Bist du dir bewusst über deine inneren Vorgänge, oder haben diese ein Eigenleben übernommen und manipulieren dich?

> ***Das Pferd erspürt, was in dir lebt, und macht es dir bewusst.***

Das Pferd erspürt, was in dir lebt, und kann es uns bewusst machen, damit wir uns davon befreien können. Das Pferd fragt dich diese Frage und gleichzeitig erfühlt es, „Was du bist", meist deutlicher als du selbst.

Warum? Weil wir in aller Regel kein Bewusstsein über unsere inneren Vorgänge haben. Wir wissen nicht, was in unserem Seeleninnenraum wohnt. Was ich nicht erkenne, kann ich nicht verändern. Dem Unbekannten bin ich machtlos ausgeliefert.

So können wir die inneren Dynamiken besser verstehen. Nehmen wir an, du wohnst in einem schönen großen Haus mit vielen Zimmern. Da du allein in diesem großen Haus wohnst, bewohnst du nur einige wenige Räume, die anderen stehen leer. Diese leer stehenden Räume liegen in einem anderen Bereich des Hauses und bilden einen abgeschlossenen Bereich, der unbewohnt und unbeaufsichtigt ist. Mit der Zeit bilden sich Spinnweben an den Wänden, allerlei Ungeziefer findet in den Räumen einen idealen Ort, um sich einzunisten. Nachdem, wie beschrieben, diese Räume vollkommen unbeaufsichtigt bleiben, breitet sich die Natur in den Räumen immer weiter aus. Es wachsen Schlingpflanzen an der Hauswand und dringen durch alle Ritzen in die Räume ein, sodass mit der Zeit die Eingänge und damit die Zimmer immer unzugänglicher werden, bis von den ursprünglich schönen Räumen nichts mehr zu erkennen ist.

Ähnlich verhält es sich in unseren inneren Räumen. Wenn wir uns nicht darum bemühen zu erkennen, „was" in uns lebt, wird dieses „Was" mit der Zeit unsere inneren Räume in Besitz nehmen. Sind wir unbewusst, kann es geschehen, dass wir etwas denken, aber das dahinterliegende Gefühl ist komplett gegensätzlich.

Angst als Wegbegleiter

Als ich vor vielen Jahren den Wiedereinstieg in die Pferdewelt fand und ich mich dieser zunächst auf traditionelle Weise näherte und selbst noch sehr unbewusst war, geschah es, dass ich tief in mir Angst fühlte. Angst, vom Pferd zu stürzen; Angst, nicht gut genug zu sein; Angst, den Ansprüchen der im jeweiligen Stall herrschenden Anforderungen nicht gewachsen zu sein; Angst, dass meinem Pferd etwas zustoßen könnte; Angst in all ihren Facetten. Dass diese Angst, wie jedes Gefühl, eine wichtige Botschaft für mich bereithielt, wusste ich zum damaligen Zeitpunkt noch nicht.

Jede Verspannung des Menschen überträgt sich auf das Pferd.

Ich machte, was wir alle tun, solange wir die Gefühle nicht als wichtige Begleiter erkennen: Wir unterdrücken unsere negativen Gefühle. In vielen Fällen sogar die positiven.

Was geschah, war fatal im Kontakt mit den Pferden. Ich näherte mich den Pferden im Glauben, sicher und stark zu sein, fühlte jedoch, auf damals noch unbewusster Ebene, Angst. Dadurch strahlte ich eine körperliche innere Spannung aus. Einer körperlichen Verspannung geht immer eine mentale, emotionale Verspannung voraus. Ich war im Innersten emotional verspannt.

Schon die großen Reitmeister der vergangenen Jahrhunderte forderten: „Maximale Gelöstheit bei gleichzeitiger maximaler Aufrichtung." Diese Gelöstheit muss zuerst auf mentaler und emotionaler Ebene hergestellt werden, damit sie vom Körper erreicht werden kann. Ist der Mensch mental, emotional und damit körperlich maximal gelöst, kann er in die maximale Aufrichtung finden.

Von der Verspannung zur Gelöstheit

Jede Verspannung überträgt sich hundertprozentig auf das Pferd. Auf körperlicher Ebene kann dies sehr gut beobachtet werden. Wir longieren beispielsweise ein Pferd, während wir in einem Körperbereich eine Spannung tragen. Nach kurzer Zeit wird das Pferd meist genau in diesem Körperbereich ebenfalls eine Verspannung aufzeigen.

Auf mentaler und emotionaler Eben e können wir diese Zusammenhänge in aller Regel nicht ganz so schnell und klar erkennen, doch übertragen sich diese meist noch intensiver mit meist heftigeren Reaktionen des Pferdes. In meinem Fall griff mein Pferd mich an. Damals konnte ich mir aus dieser Reaktion keinen Reim machen und war durch dieses Vorkommnis tief erschüttert. Mein Pferd wollte sich durch seine Reaktion nur von einer Spannung befreien, die es ihm an einem bestimmten Punkt unserer Gemeinsamkeit unmöglich machte, mir weiterhin zu folgen.

Wenn der Druck im Schnellkochtopf zu hoch wird, dann explodiert der Topf. Genau in diesem Zustand war mein Pferd. Der Druck, der durch meine innere Spannung entstand, wurde für das Pferd unerträglich und es wehrte sich.

Zunächst brach eine Welt für mich zusammen. Heute weiß ich, dass genau diese Episode die Wendung für meine Beziehung zu den Pferden im Allgemeinen und zu meinem Herzenspferd im Besonderen bedeutete. Sie bedeutete vor allem einen radikalen Wandel in meinem Leben. Denn ich durfte erkennen, dass ich meine Gefühle nicht unterdrücken darf, sondern sie als Brennstoff für meine Bewusstwerdung einsetzen kann. Da die Gefühle im Element Wasser zu Hause sind, kam in mir durch das Bewusstwerden meiner Gefühle mein „inneres Wasser" in Bewegung.

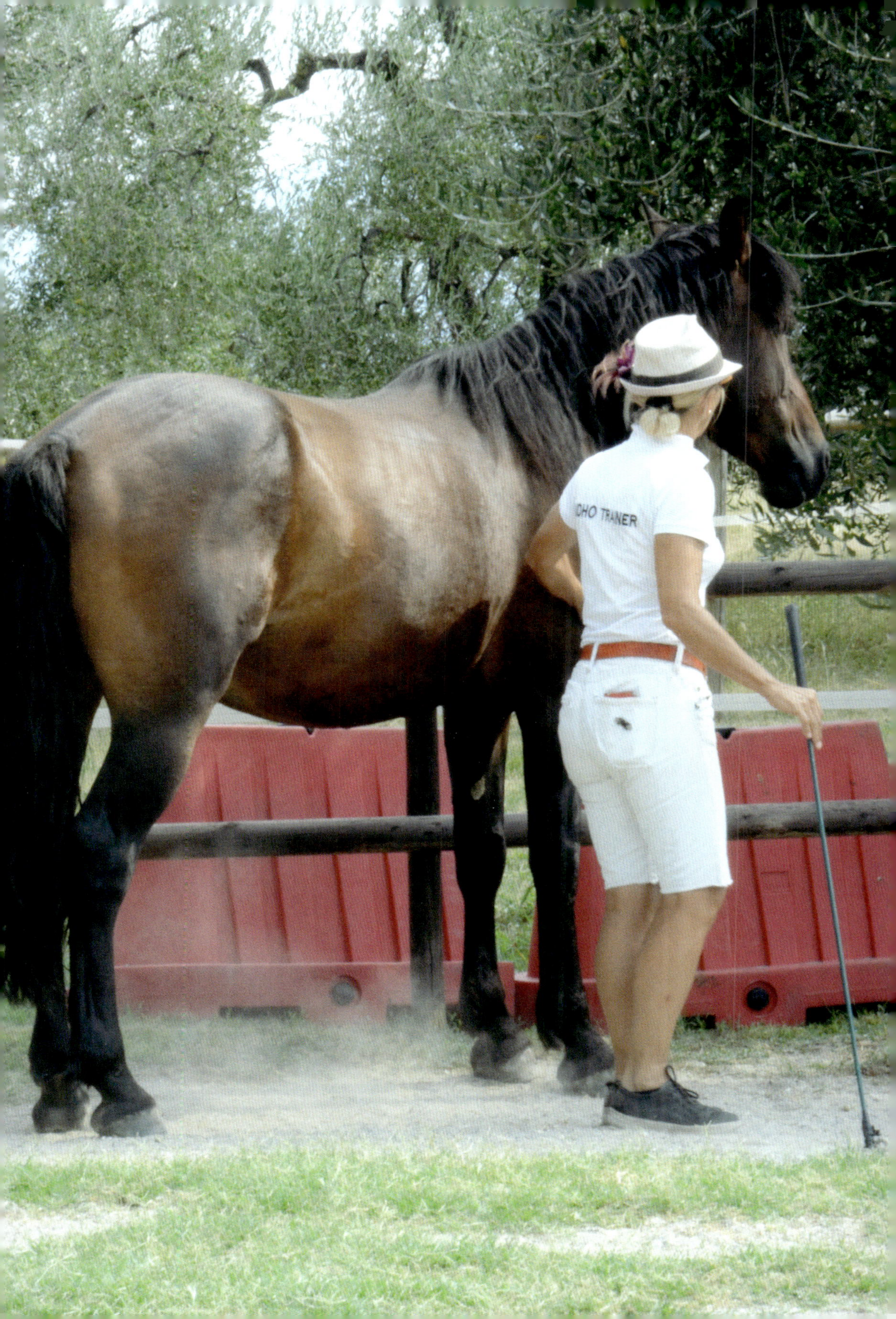

Es kam ins Fließen und damit kam ich in Fluss mit dem Leben selbst.

Wie von unsichtbaren Händen wurde mein Leben in die richtige Flussbewegung gebracht. Alles kam an den richtigen Platz, und Dinge, die viele Jahre wie blockiert waren, lösten sich und verwandelten sich in positive Energie.

WER BIST DU?

Auf diese Frage sind wir schnell geneigt zu antworten, indem wir unseren Namen, unseren Beruf, unsere gesellschaftliche Postition nennen. Doch all diese Dinge interessieren das Pferd nicht im Geringsten. Was uns Menschen so wichtig erscheint, ist für das Pferd vollkommen unwichtig. Das Pferd will vielmehr wissen, welche Seelenqualitäten ich als Mensch fähig bin zu leben.

> ***Gefühle sind der „Brennstoff" unserer Bewusstwerdung.***

Für mich als Mensch ist die Beantwortung dieser Frage von großer Wichtigkeit, da die Beantwortung eine Gewissheit über das wahre Menschsein gibt. Der Mensch kann sich frei machen von falschen und oft krank machenden Glaubenssätzen. Und wieder können wir den heilenden Wert durch das Zusammensein mit Pferden erkennen.

Als mir diese Frage von meinem Pferd gestellt wurde – sie wird übrigens täglich, ja in jedem Augenblick von unseren Pferden gestellt –, konnte ich sie nur mental beantworten. Ich hatte die Antwort im Kopf bereit. Doch diese meine Antwort stimmte nicht mit dem überein, was ich in mir auf tieferer Ebene unbewusst fühlte. Dies verursachte in meinem Pferd Unsicherheit. Das war mir damals nicht bewusst. Erst heute im Rückblick kann ich es deutlich erkennen:

Ich hatte eine abstrakte Idee von dem, „wer ich bin". Ich dachte mich zurecht. Ich dachte, eine starke, klare, selbstsichere und positive Persönlichkeit zu sein. In den täglichen Situationen jedoch fühlte ich mich sehr oft unsicher, unklar, um nicht zu sagen chaotisch, schwach und schnell negativen Erwartungen ausgesetzt. Mein Verstand war ständig damit beschäftigt, mir sorgenvolle Gedanken zu präsentieren. Es ist unser Ego, das sich über unseren Verstand ausdrückt. Da dieser in aller Regel ein unkontrolliertes Dasein in uns fristet, nimmt er im Verlauf unseres Lebens eine immer stärkere Position in unserem Inneren ein, bis wir uns schließlich mit ihm gänzlich identifizieren und ihm alles glauben.

Hier gibt der Mensch die Führung an das Ego ab und wird in seinem „Ich bin ich" immer schwächer. Mit „Ich bin ich" ist unsere authentische Seinsebene gemeint.

Das Ego übernimmt in uns sehr subtil und nach und nach die Herrschaft, und da diese sehr subtilen Dynamiken zum größten Teil im Unbewussten ablaufen, wird der Mensch sich dieser Dynamiken nicht bewusst und unterliegt der Herrschaft der konditionierten Seite (Ego) in sich.

Von Körperintelligenz zur Herzintelligenz

Wir als Menschen verfügen in uns über ein Bewusstsein. Dieses umfasst circa 10 Prozent unserer tatsächlichen Gehirnkapazität. Wir nehmen somit nur einen ganz kleinen Bereich von uns selbst und der Umwelt wahr: 10 Prozent. Der Bereich des Unbewussten umfasst somit 90 Prozent. In diesem Bereich ist alles gespeichert, was wir im Verlauf unseres Lebens bewusst und unbewusst erleben und erlebt haben. Im sogenannten Unterbewusstsein oder in der Seele sind ebenfalls all unsere Potenziale und Fähigkeiten abgespeichert. Durch unsere vorwiegend intellektuelle Bildung sind die 10 Prozent

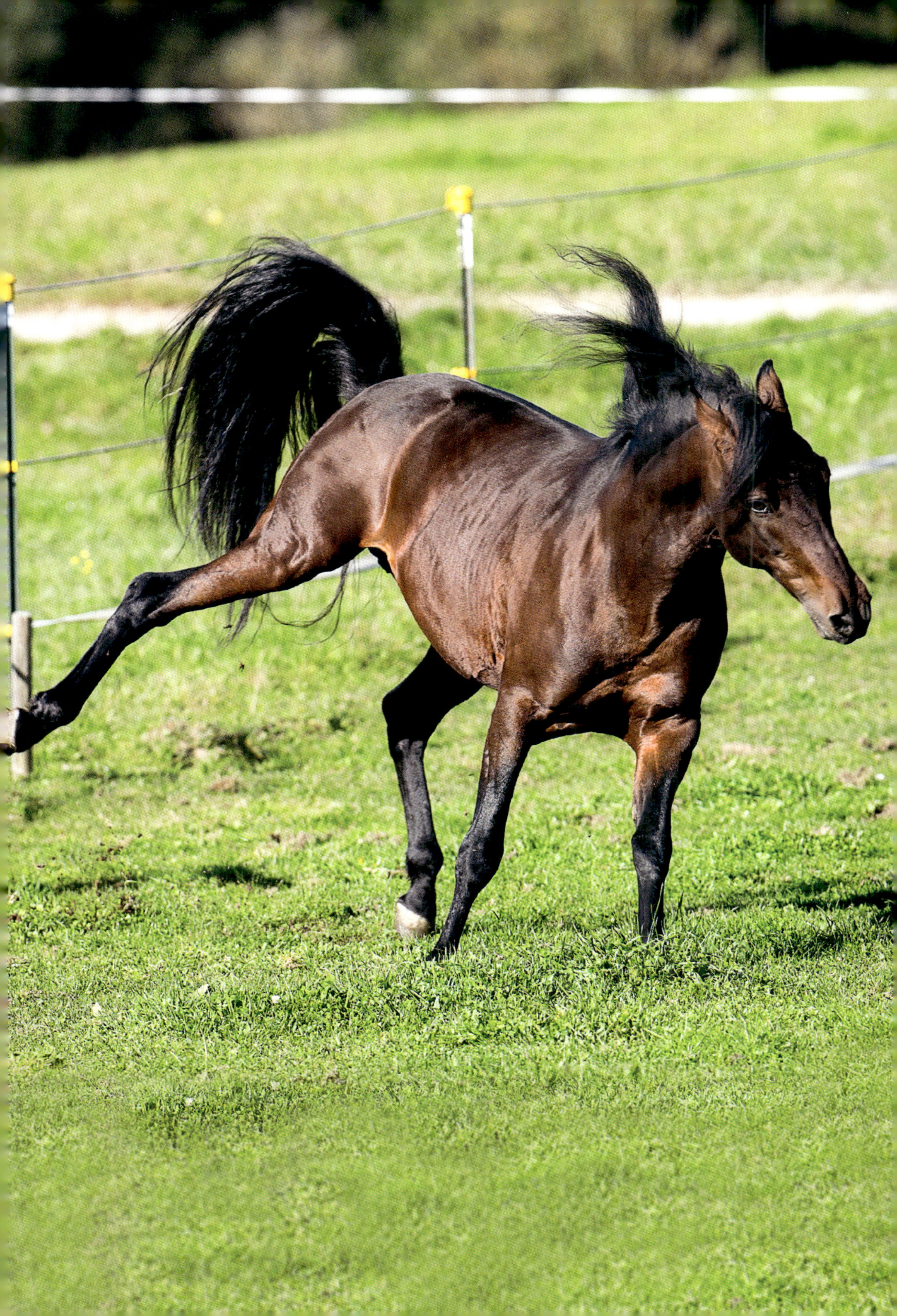

unseres Bewusstseins auf das rein verstandesmäßige Denken ausgerichtet. Der Verstand (Ego) hat die Herrschaft in unserer Zeit übernommen, wenn dieser nicht erkennt, dass es außer dem verstandesmäßigen Denken auch noch weit tiefere und größere Bewusstseinsschichten in uns gibt. Durch diese Kopflastigkeit fällt es uns heute schwer, die Intelligenz unseres Herzens und die Intelligenz unseres Körpers zu aktivieren. Wie hypnotisiert glauben wir nur dem Diktat des Verstandes.

Hier macht das Pferd nicht mit, denn es lebt vor allem aus seiner Seelen- und Körperintelligenz heraus und kann mit dem Verstandesdenken des Menschen nicht nur nichts anfangen, sondern es ist für das Pferd eine schwere und erdrückende Energie.

Hierzu ein Beispiel aus meiner Praxis: Ich hatte zum Jahresende eine Seminargruppe, die mir diese Dynamik mehr als deutlich veranschaulichte. Was geschah? Ich ging wie immer mit viel Elan, Freude und Energie in das Seminar und machte meine ersten Einführungen. Bereits in den ersten Minuten spürte ich eine „Schwere" in dem Seminarraum, die ich mir zunächst nicht erklären konnte. Eine Schwere, die ich quasi körperlich fühlen konnte. Was sonst sehr gut von den Teilnehmern angenommen und umgesetzt wird, wurde von dieser Gruppe in Zweifel gezogen und alles wurde mental in kleinste Stücke zergliedert. Dies hatte wiederum als Resultat, dass das Gesamtbild für die Teilnehmer verloren ging. Alles wurde beurteilt und verurteilt und mit einer mentalen Schwere belegt. Ich will damit nicht sagen, dass wir alles urteilslos übernehmen sollen, im Gegenteil: Wir sollten alles hinterfragen und erforschen, denn nur so kommt der Einzelne zu einem erarbeiteten Wissen. Was jedoch ein Lernen unmöglich macht, ist, wenn der Lernende die Dinge sofort mit Urteilen und Bewertungen behaftet. Die Dinge können nicht mehr in ihrer Wahrheit erkannt werden. Was mir durch diesen Kurs sehr deutlich gezeigt wurde, war, wie schwer die Energie des konditionierten Verstandes ist. Der konditionierte Verstand kann nicht wertfrei hinterfragt werden, basiert auf bestehenden inneren Mustern und belegt alles mit einer unerträglichen Schwere.

Ich kann nun mit den Pferden fühlen, denn sie haben keinen konditionierten Verstand und fühlen daher die Schwere dieser oben beschriebenen Energie umso intensiver.

Isolation durch Verdrängen

Nach diesem kurzen Exkurs zurück zu dem, was ich von den Lehren der Pferde im Alltag an mir erlebt habe: Im alltäglichen Zusammensein mit meinen Mitmenschen wurde ich nicht nur nicht wahrgenommen, sondern auch nicht ernst genommen. Dies entschuldigte ich, indem ich mir sagte: Die anderen verstehen mich einfach nicht. So konnte ich meine Unzulänglichkeit vor mir selbst rechtfertigen, ohne etwas an mir verändern zu müssen. Ich stellte mich selbst auf eine Art inneres Podest, wo mich die anderen nicht mehr erreichen konnten. Ich spielte die Rolle der Unnahbaren, die niemanden mehr an sich heranlässt und sich abschottet. In der Illusion, bereits erleuchtet zu sein. Ich beruhigte mich mit der Idee, dass die anderen diese meine „Erleuchtung" nicht verstehen.

Engere Beziehungen wollte und konnte ich nicht eingehen, da ich unbewusst spürte, dass dies die Gefahr in sich birgt, erkannt zu werden. Erkannt zu werden in der eigenen Unzulänglichkeit. Ich manövrierte mich immer mehr in eine Isolation. Diese Entwicklung beunruhigte mich jedoch weiter nicht, denn ich dachte, es wäre alles in bester Ordnung.

Die kleineren und größeren Ungereimtheiten, die zwischenmenschlichen Probleme, die Niederlagen und den Frust nahm ich als normal hin. Das Leben ist nun mal so ...

Als ich diese Vorgehensweise auch mit meinem Pferd an den Tag legte – und ich konnte nicht anders, denn ich erkannte mich nicht; ich wusste nicht, wer ich war –, so wurde dies zu einem großen Problem zwischen mir und meinem Pferd. Auf intellektueller Ebene wusste ich sehr wohl, wer ich war, aber auf energetischer Ebene, auf gefühlter Ebene, wusste ich es nicht.

Ich hatte in den letzten Jahrzehnten so viele Bücher gelesen, dass ich bestens darüber Bescheid wusste, wer der Mensch in seinem Innersten ist. Dies war jedoch ein rein intellektuelles Wissen, das mit der Realität noch nichts zu tun hatte. Diese Tatsache hat mir erst mein Pferd vor Augen geführt.

Pferde sehen nur, was IST

Mein Pferd wollte nämlich nichts mit einem „Phantasma", einem Trugbild oder einem Hirngespinst zu tun haben. Es fragte mich: Wer bist du? Wer bist du in deiner Essenz? Statt Essenz können wir auch den Begriff Authentizität wählen. Ja, wer war ich?

Ich war eine leere Körperhülle. Ich als Essenz war nicht in meinem Körper. Ich war absorbiert von meinen Gedanken, und diese waren ständig mit irgendetwas beschäftigt. Ich hatte keinen Bezug zu meinem Körper. Ich war von meinem Körper wie abgeschnitten. Dies machte mich für mein Pferd zu einem Stressfaktor. Mein Pferd fühlte sich nur durch meine Anwesenheit gestresst. Ich habe das Wort Präsenz durch Anwesenheit ersetzt, denn ich war alles andere als präsent. Ich war in Wirklichkeit auch nicht anwesend. Ich war ein Phantasma.

Mein Pferd wollte nicht nur nichts mit mir zu tun haben, sondern es wollte stets vor mir weglaufen. Doch dies konnte ich in den meisten Fällen durch ein Seil, Halfter oder Gebiss verhindern. Es hat einige Zeit gedauert, bis ich dahinterkam, dass es weder Ausrüstung noch Techniken sind, die ein Pferd veranlassen, bei dir zu bleiben. Es hat noch mehr Zeit gedauert, bis ich verstanden hatte, dass es ganz allein auf meine Energien ankommt, dass es meine Energien sind, die entscheiden, ob ein Pferd gern mit mir zusammen sein will oder nicht.

Pferde fordern Authentizität von ihrem Menschen.

Ich durfte durch mein Pferd lernen, wie ich aus dem intellektuellen Verstehen des „Wer bin ich?" hin zu „Wer bin ich auf tieferer Ebene?" komme, sodass es keine abstrakte Vorstellung, sondern eine gefühlte Tatsache ist – ein Seinszustand. Das Pferd lässt sich nämlich nicht wie der Mensch irreführen oder bestechen. Es reagiert immer punktgenau auf das, was IST.

Eine sehr gute Übung mit dem Pferd, um eine Antwort auf diese Frage zu bekommen, besteht darin, mit dem Pferd anfänglich in einem abgegrenzten Bereich Führübungen zu praktizieren, ohne Seil und ohne irgendwelche Hilfsmittel. Die einzige Unterstützung kann eine Gerte oder ein Stick oder Ast sein, als Verlängerung eines Arms.

WO BIST DU?

Hört sich im ersten Moment vielleicht absurd an. Du wirst dir sagen: Ich weiß immer, wo ich bin. Ich lade dich ein, dich mit den verschiedenen Positionen wie Leitstutenposition, Hengstposition und Mutterstutenposition auseinanderzusetzen und diese am Pferd zu üben. In meinen Kursen sehe ich, wie schwierig es für die Teilnehmer ist, die jeweiligen Positionen exakt einzuhalten. Sehr schnell befinden sich die Teilnehmer, ohne es zu bemerken, außerhalb der entsprechenden Position und damit nicht mehr in der Lage, verständlich für das Pferd zu kommunizieren.

Die Beantwortung der Frage „Wo bist du?“ ist für das Pferd fundamental, da die Rangordnung von der Position, die ein Herdenmitglied einnimmt, abhängt. Befinden wir uns – und das womöglich noch unbewusst – in einer rangniedrigen Position, mit der Absicht, das Pferd zu leiten, dann kann dies zu Missverständnissen bis hin zu echten Widersetzlichkeiten des Pferdes führen.

Raum wahren

Pferde sind sehr präzise und haben ein ausgeprägtes Raumbewusstsein. Sie überprüfen in jedem Moment, ob ihr Gegenüber sich seines Raumes bewusst ist und in der Lage ist, seinen eigenen Raum zu wahren.

Diese Präzision ist für uns Menschen eine große Hilfe, uns unseres Raumes auf feinstofflicher Ebene bewusst zu werden, damit wir im Alltag diesen wahren können. Das Raumempfinden auf physischer Ebene ermöglicht, ein Raumempfinden auf energetischer Ebene zu erlangen, denn gerade im zwischenmenschlichen Miteinander werden in aller Regel nicht die physischen Grenzen überschritten, sondern vielmehr die mentalen, emotionalen und spirituellen Grenzen. Das Pferd testet stets, ob es ihm gelingt, in den Raum seines Gegenübers einzudringen. Gelingt dies, dann weiß es: Mein Gegenüber ist rangniederer. Das Pferd fragt somit: Wo bist du? Kennst du deinen Raum? Kannst du diesen wahren?

> ***Das Pferd versucht ständig, in den Individualraum seines Gegenübers einzudringen.***

Du wirst dich fragen: Was hat das mit den heilenden Kräften der Pferde zu tun?

Sehr viel, denn nur wenn der Mensch in der Lage ist, seinen Individualraum auf energetischer Ebene zu wahren, kann er sich vor negativen und krank machenden Einflüssen schützen. Ist der Mensch sich dagegen nicht bewusst, „wo er ist“, dann wird er verschoben, und zwar von äußeren wie von inneren Energien, und ist wie ein Blatt im Wind diesen ausgesetzt. Auf physischer Ebene ist es sehr leicht zu erkennen, wenn wir verschoben werden. Auf feinstofflicher Ebene dagegen benötigen wir ein akuteres Bewusstsein, das uns ansagt: „Jetzt“ dringt jemand oder etwas in deinen Raum ein.

Unbewusst Grenzen überschreiten

Ein Beispiel kann dies verdeutlichen: Du befindest dich in einer Unterhaltung mit einem Menschen, der sich sehr negativ über die momentanen wirtschaftlichen Gegebenheiten ausdrückt. Aufgrund dieser negativen gedanklichen Ausrichtung produziert dieser Mensch eine belastende emotionale „Ausdünstung“, die sich um ihn herum ausbreitet. Stellen wir uns diese Ausdünstung wie einen Rauch vor, der in der Lage ist, überall einzudringen. Diese emotionale Ausdünstung beginnt nun, in deinen energetischen Raum einzudringen, und manipuliert dich so, dass du dir dieser „Fremdenergie“ gegenüber nicht bewusst bist. Nachdem der Mensch dich verlässt, hinterlässt er eine unangenehme und belastende Atmosphäre, die sich in dir ausbreitet. Die von diesem Menschen ausgesandte Energie manipuliert dich. Deine Grenzen auf feinstofflicher Ebene wurden überschritten. Du konntest sie in diesem Beispiel nicht wahren und du hast Energien aufgenommen, die für dich nicht förderlich sind. Diese energetischen „Übergriffe“ geschehen ständig in den zwischenmenschlichen Beziehungen und sie schwächen uns. Daher ist es sehr wichtig zu wissen, wo ich bin, um so den eigenen Raum auf physischer, mentaler, emotionaler und spiritueller Ebene wahren zu können.

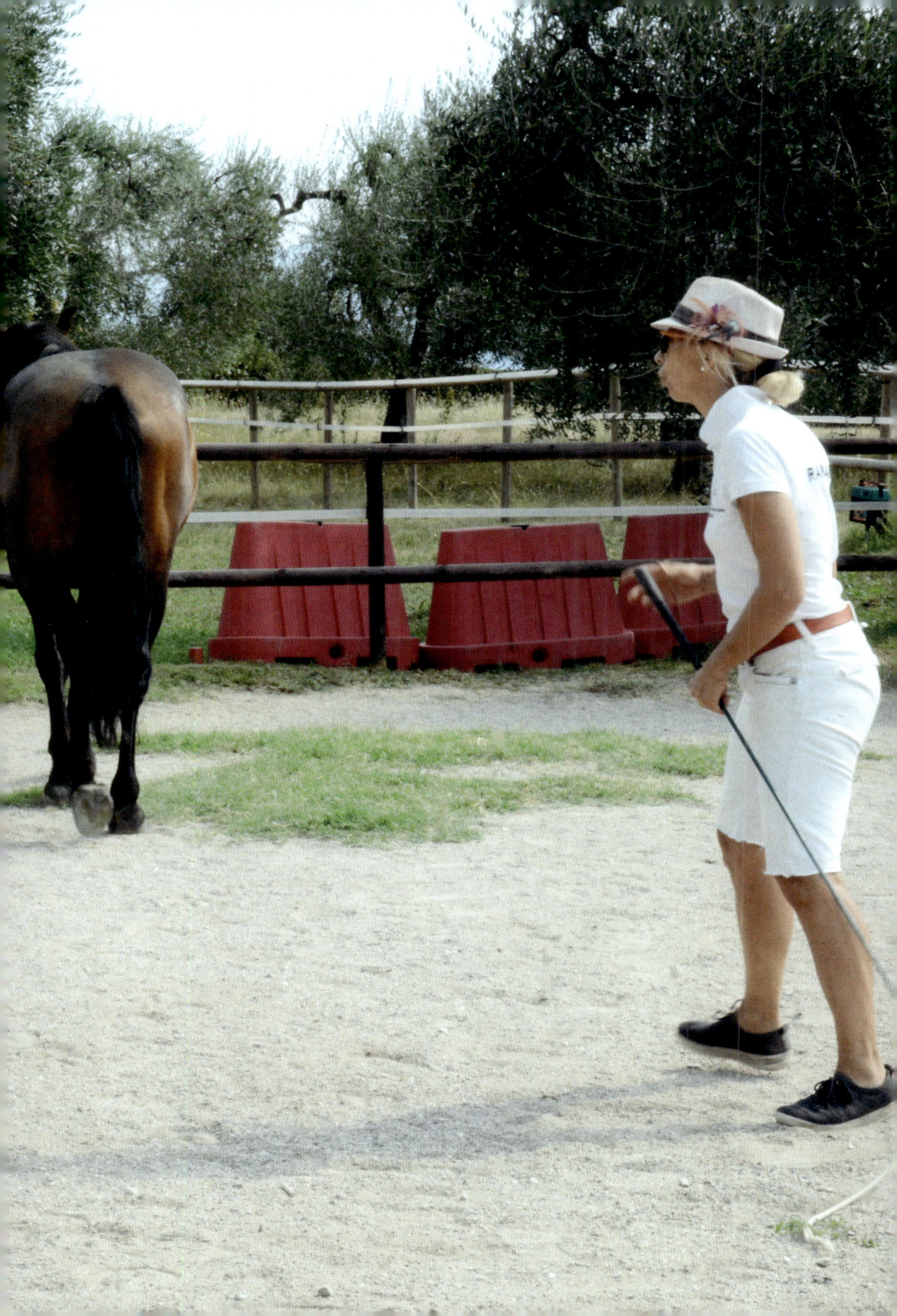

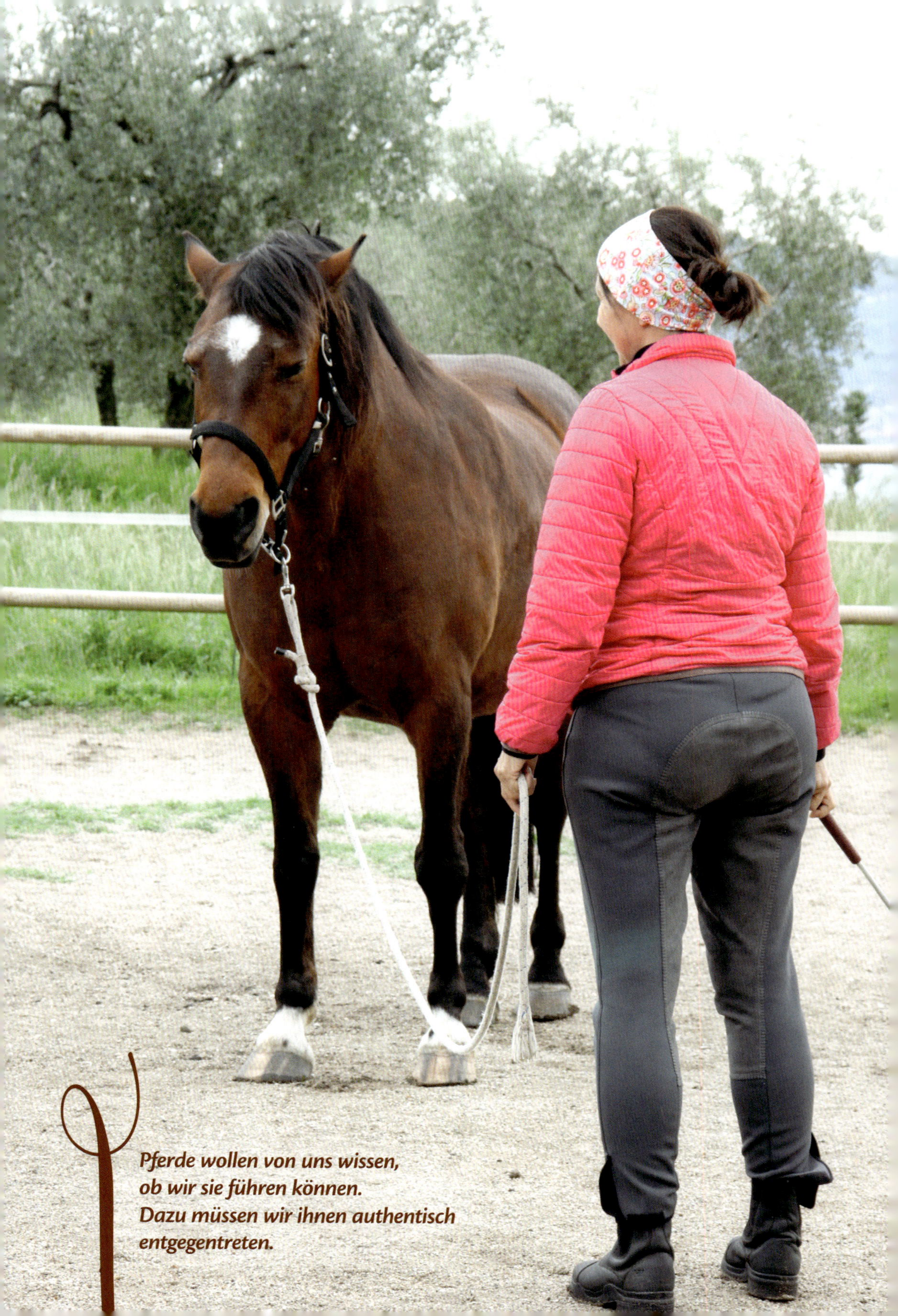

Pferde wollen von uns wissen, ob wir sie führen können. Dazu müssen wir ihnen authentisch entgegentreten.

Fragen des Pferdes an den Menschen

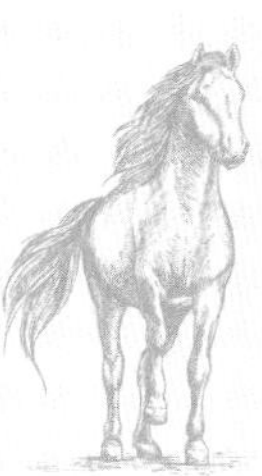

In der intensiven Auseinandersetzung mit den Pferden konnte und kann ich täglich feststellen, dass Pferde einige grundlegende Fragen an den Menschen stellen. Um welche Fragen handelt es sich?

- Kannst du mich bewegen?
- Kannst du die Richtung vorgeben?
- Kannst du die Gangart bestimmen?

Diese drei Fragen stellt uns das Pferd ständig und das Abfragen derselben erfolgt meist auf eine so subtile Weise, dass wir es nicht erkennen. Das Nichterkennen dieser Fragen bringt uns in eine schwierige Situation, denn das Pferd schließt durch das Nichtbeantworten seiner Fragen, dass wir nicht in der Lage sind, ein wirklicher Leader zu sein. Aufgrund dieser Tatsache wird es uns nicht mehr wirklich folgen können. Unsere Kommunikationsschritte müssen daraufhin gröber und gröber werden, und dadurch wird eine feine energetische Verbindung unmöglich.

Werden die Fragen beantwortet, wird uns das Pferd willig und zufrieden folgen, denn es ist nun für das Pferd klar, dass dieser Mensch ein Leader ist, dem es sich vertrauensvoll anschließen kann. Im Herdenverband gibt es einige sehr klare Regeln. Wer diese kennt, hat es einfach, eine gute und sichere Beziehung zu den Pferden aufzubauen. Das Pferd fordert dich heraus, es zu bewegen, und je ranghöher es ist, desto mehr wird es darauf bestehen, dass du in der Lage bist, es zu bewegen.

Im Herdenverband gibt es sehr klare Regeln. Wer die erkennt, hat es einfach.

Warum? Weil das rangniedere Pferd in der Herde immer bewegt wird. Es muss dem ranghöheren Pferd Platz machen. In den Interaktionen mit dem Pferd sind oft Zentimeter, wenn nicht sogar Millimeter, für das Pferd aussagekräftig. Sind wir uns dieser Regel nicht bewusst, dann bewegen wir uns meist früher, schneller und aufwendiger als das Pferd. Dies führt dazu, dass das Pferd daraus schließen muss, dass dieser Mensch nicht ranghoch sein kann. Damit ist der erste Grund von Missverständnissen bis hin zu Widersetzlichkeiten vonseiten des Pferdes gelegt.

KANNST DU MICH BEWEGEN?

Unser Pferd stellt uns diese Frage, aber im wirklichen Sinne bedeutet es, dass uns das Leben die Frage stellt: Bist du in der Lage, dich zu bewegen? Anders ausgedrückt würde es heißen: Besitzt du genug Eigenmotivation, um deine Ziele und Wünsche zu erreichen? Denn will ich meinen Weg gehen, um meine Aufgabe im Leben zu erfüllen, die ich immer anhand meiner Wünsche erkennen kann, dann muss ich mich entsprechend meiner Ziele „bewegen“, also eigenmotiviert handeln.

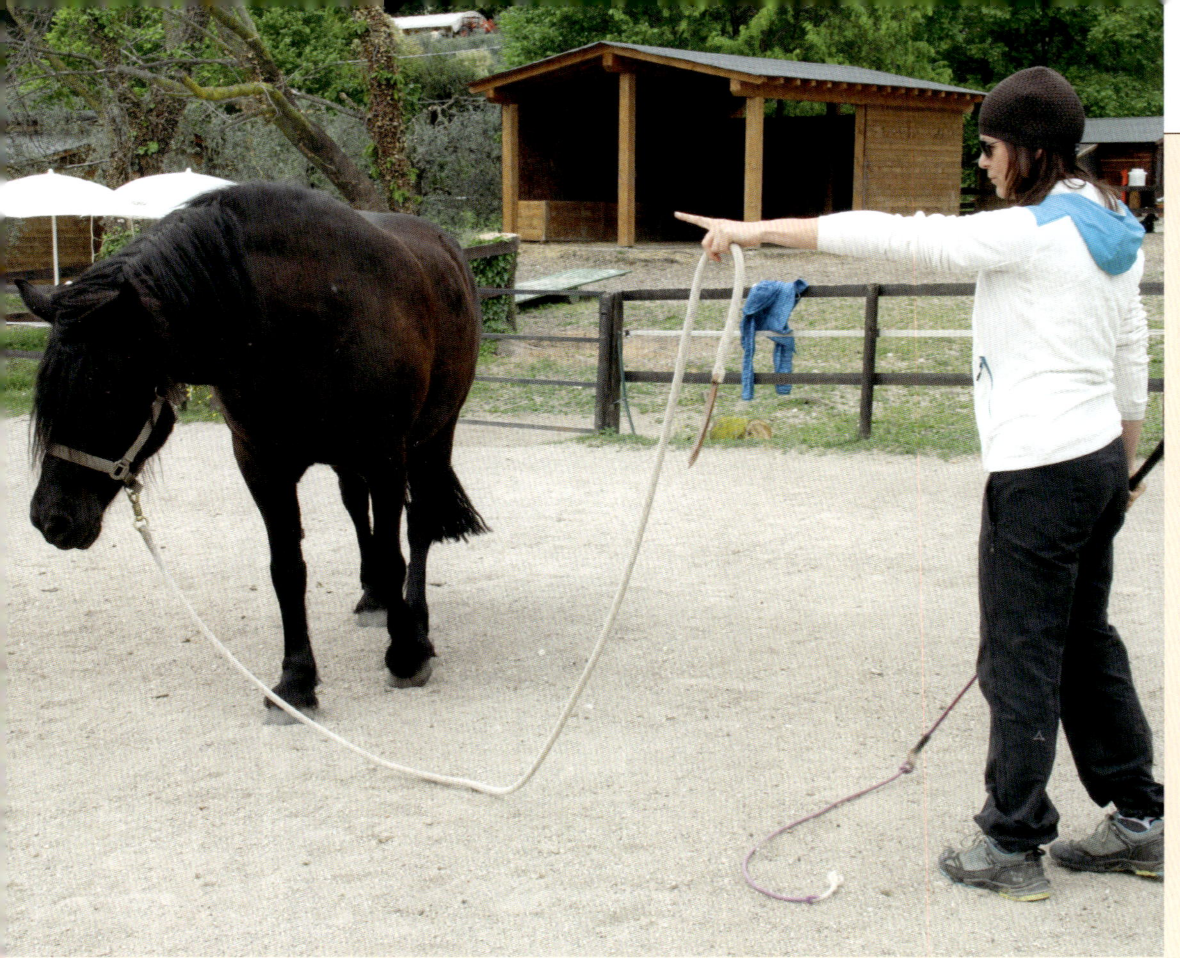

Das Pferd zu bewegen bedeutet, sich zu bewegen oder genug Eigenmotivation zu haben, um ein Vorhaben durchzusetzen.

Meine innersten Wünsche zeigen mir die grobe Richtung an, in die ich zu gehen habe, und sie zeigen mir, in welchem Bereich meine Fähigkeiten und Talente liegen. Die Wünsche sind mir gegeben, damit ich mich nicht nur auf meinen Intellekt stützen muss, der mich allzu schnell in die falsche Richtung schickt. Basiert meine Entscheidung für ein Vorhaben vorwiegend auf meiner intellektuellen Überlegung, dann spielen Sicherheit, vorgegebene Strukturen, voraussehbare unabsehbare Wege eine große Rolle. Der Verstand lässt sich ungern auf Intuition, auf unvorhersehbare Situationen, auf Risiko, auf Herzenswünsche ein, denn das sind alles nicht kalkulierbare Dinge, die dem Verstand Angst machen. Deshalb sind meine Wünsche so wertvoll, denn sie geben mir eine Idee von meinen Potenzialen und geben mir vor allem einen Anhaltspunkt, in welche Richtung ich gehen darf, wenn ich mich vertrauensvoll an das Leben wende. Habe ich dies erkannt, dann geht es darum, genug Eigenmotivation in mir zu erzeugen und damit genug Energie zur Erfüllung der vor mir liegenden Aufgabe.

> ***Das Pferd wird sich nur dann bewegen lassen, wenn wir klar und bestimmt auf das Pferd zugehen.***

Viele Menschen haben zwar Wünsche und Ideen, wie ihr Leben aussehen sollte, doch fehlt es

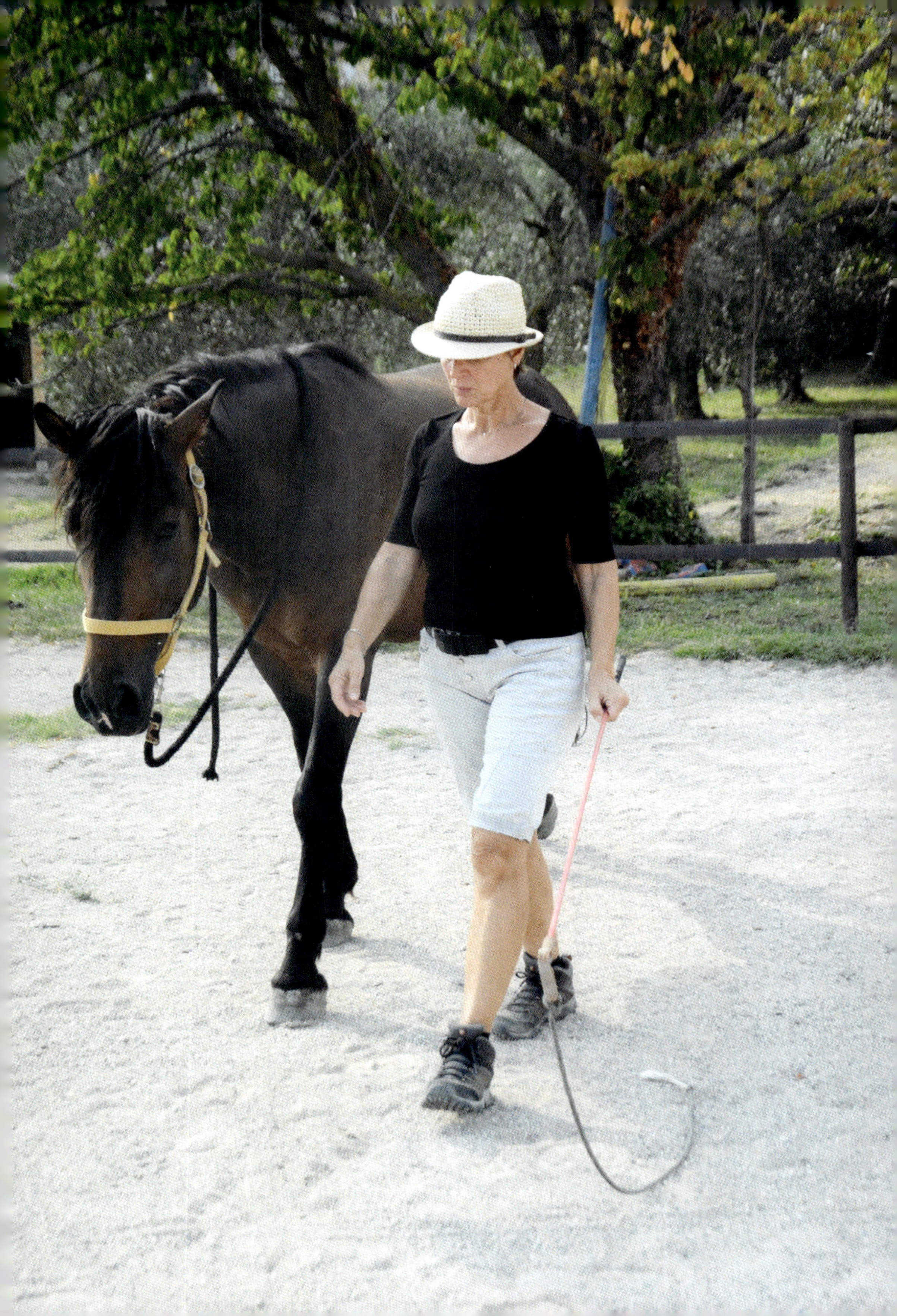

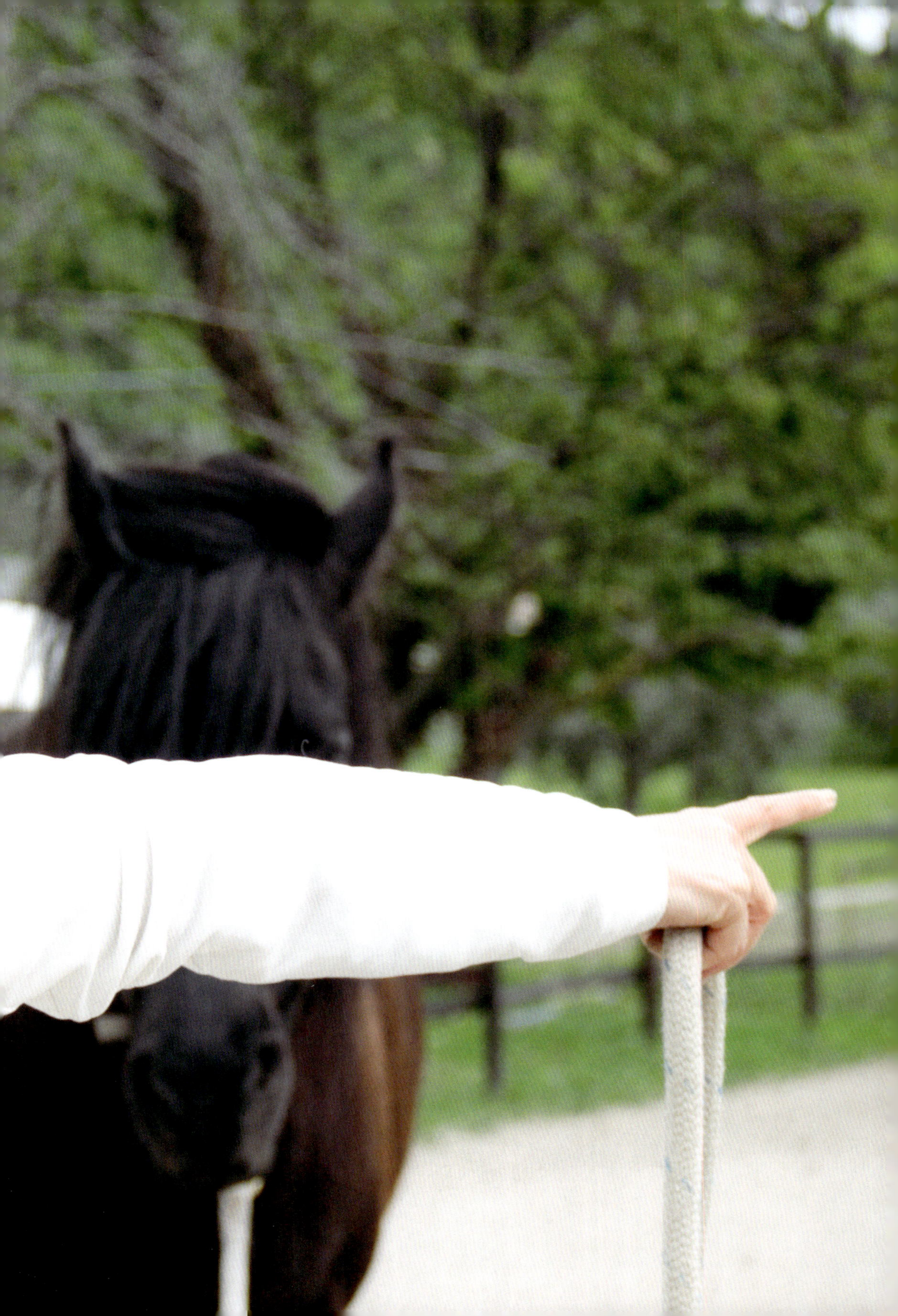

ihnen an der nötigen Motivation, um sich auf den Weg zu machen. Deshalb fragt uns das Leben wie auch das Pferd: Kannst du bewegen? Im ersten Fall sich selbst und im zweiten Fall das Pferd.

Sehr interessant ist dies „Bewegen-Können" mit dem Pferd zu erfühlen und zu erleben, denn das Pferd wird sich nur dann vom Menschen bewegen lassen, wenn dieser klar, bestimmt und authentisch auf das Pferd zugeht, um es zu bewegen. Geht der Mensch in der beschriebenen Weise auf das Pferd zu, dann wird sich dieses mit Selbstverständlichkeit und Leichtigkeit bewegen. Im umgekehrten Fall bewegt es sich nicht einen Millimeter, auch dann nicht, wenn der Mensch beginnt, mit viel körperlicher Energie einen Stick oder eine Gerte einzusetzen. Der Stick oder die Gerte wird in unseren Kursen nur dazu benutzt, um Energie zu erzeugen, niemals darf damit das Pferd berührt werden.

Dies ist wiederum eine interessante Analogie, die wir im Leben sehr oft beobachten können. Mangelnde innere Klarheit, Bestimmtheit und Authentizität wird sehr oft durch sehr viel Tun im Außen kompensiert. Je weniger die Dinge dann im Außen funktionieren, desto mehr ist der Mensch geneigt zu TUN. Durch TUN wird mangelndes SEIN kompensiert.

An dieser Stelle ist die Frage erlaubt, ob nicht das Symptom Burn-out genau auf dieser Vorgehensweise basiert, das heißt, es wird immer mehr im Außen gemacht, und zwar so lange, bis man „durchgebrannt" oder „ausgebrannt" ist.

KANNST DU DIE RICHTUNG VORGEBEN?

Die zweite Frage, die das Pferd an uns stellt, ist: Kannst du die Richtung vorgeben? Diese Frage kann dir das Pferd sehr gut in der Freiarbeit stellen, und es wird sie dir stellen, indem es versucht, eigenständig die Richtung anzugeben oder zu wechseln. In manchen Situationen so subtil, dass du, wenn du nicht weißt, wie wichtig die korrekte Beantwortung für das Pferd ist, vielleicht geneigt sein wirst, den Vorschlag deines Pferdes anzunehmen, und die vorgeschlagene Richtung des Pferdes annimmst. Das solltest du nicht tun, da das ein Beweis für das Pferd ist, dass du nicht wirklich ein Leader sein kannst. Denn ein Leader wird nicht den Vorschlag eines rangniederen Mitglieds annehmen.

Das Leben fragt uns ständig: Kennst du deinen Weg?

Du solltest dein Pferd unbedingt in die von dir gewünschte Richtung schicken, auch wenn du das Pferd nochmals die Hand wechseln lassen musst. Das Leben will ebenfalls von dir wissen, ob du die Richtung kennst, in die du gehen willst. Das Leben fragt uns: Kennst du deinen Weg, kannst du diesen vorgeben, oder lässt du dich von den inneren und äußeren Gegebenheiten hin und her schieben?

Nur wenn du wirklich weißt, was du willst, kannst du dem Leben eine Richtung vorgeben. Unsere Wünsche sind es, die es uns möglich machen zu erkennen, in welche Richtung wir gehen dürfen, um ein erfülltes Leben leben zu können. Kennst du die Richtung und gehst sie, wird dir das Leben helfend „unter die Arme greifen". Entscheidest du dich gegen deine Wünsche, riskierst du, in die falsche Richtung zu gehen. Lässt du dich fremdbestimmen und nimmst einfach an, was dir das Leben präsentiert, wirst du vom Leben gelebt und bist wie ein Blatt im Wind, das heute hierhin und morgen dorthin verweht wird.

Welches Kind wächst nicht mit folgenden Sätzen der Eltern auf: „Lerne etwas Gescheites, einen sicheren Beruf. Was du dir wünschst, ist verrückt. Du kannst deine Hirngespinste als Hobby betreiben." Lehrer in der Schule oder auch das private

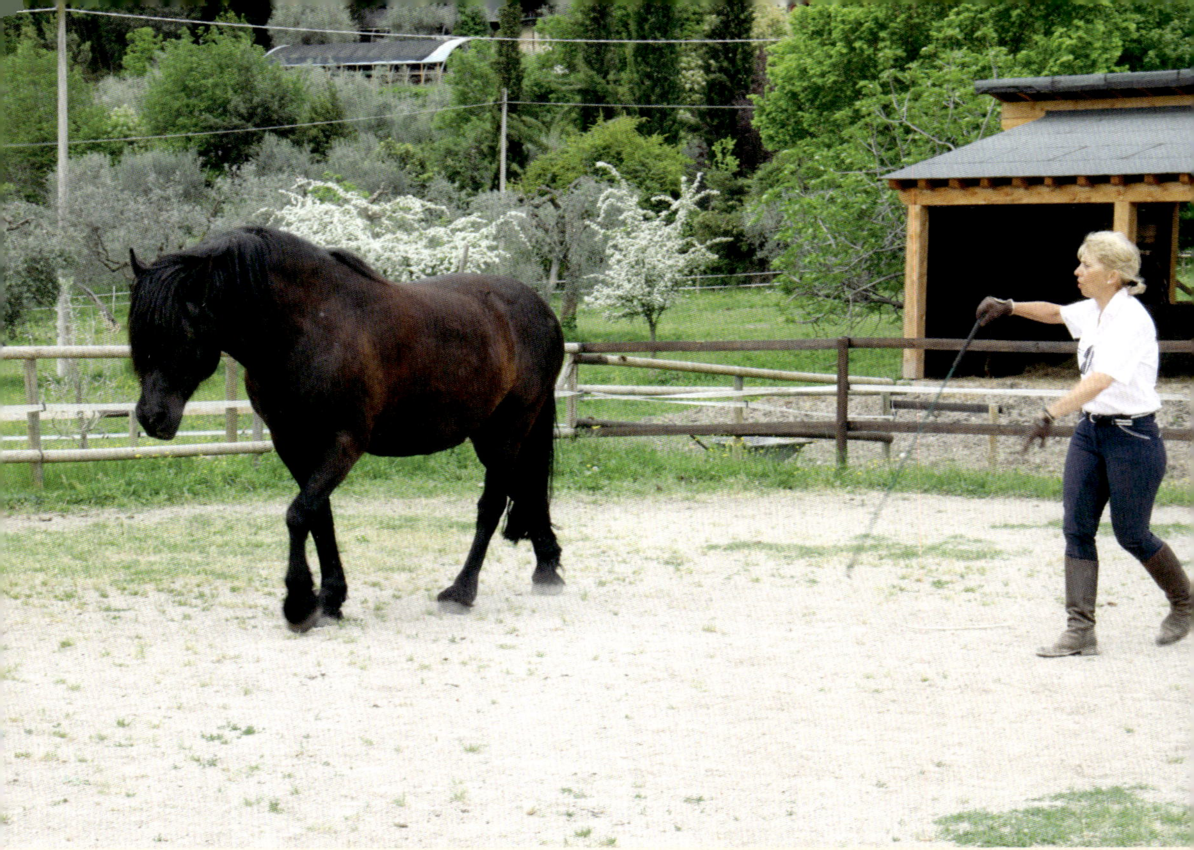

Der Mensch bestimmt die Gangart, das Pferd richtet sich danach. Der Unterschied liegt darin, dass das Pferd nicht automatisch in eine schnellere Gangart wechseln sollte, sondern vom Menschen die Aufforderung bekommt.

Umfeld tun ihr Übriges, um eine oder einen Heranwachsenden zu verunsichern, und das Kind fügt sich. Die Eltern wünschen sich das Beste für ihr Kind und legen in vielen Fällen zu viel Wert auf materielle Absicherung. Die seelischen Belange finden dabei nicht die entsprechende Aufmerksamkeit. Der Mensch entscheidet sich an seiner Berufung vorbei und geht in eine Richtung, die oft in die Frustration und Unerfülltheit führt.

„Wir müssen auf geistig-seelischer Ebene wachsen. Das führt zu Freiheit und Leichtigkeit.

Tatsächlich ist der Weg der eigenen Wünsche meist der schwierigere, denn auf diesem Weg müssen wir uns beweisen. Wir dürfen unsere brachliegenden Talente und Fähigkeiten entwickeln und wir dürfen die Fragen des Lebens beantworten. Alles Herausforderungen, die es uns möglich machen, auf geistig-seelischer Ebene zu wachsen. Dieses innere Wachsen führt in die Freiheit, Leichtigkeit und in die Freude und damit in ein erfülltes Leben. Wir dürfen also dem Leben wie auch dem Pferd gegenüber klar, bestimmt und authentisch die Richtung vorgeben, um im dritten Schritt nun die „Gangart" zu bestimmen.

KANNST DU DIE GANGART VORGEBEN?

Die dritte Frage lautet: Kannst du die Gangart vorgeben? Dies ist ebenfalls sehr aussagekräftig für das Pferd. Auch hier kann es dir passieren, dass du dir nicht immer gleich bewusst wirst, wenn

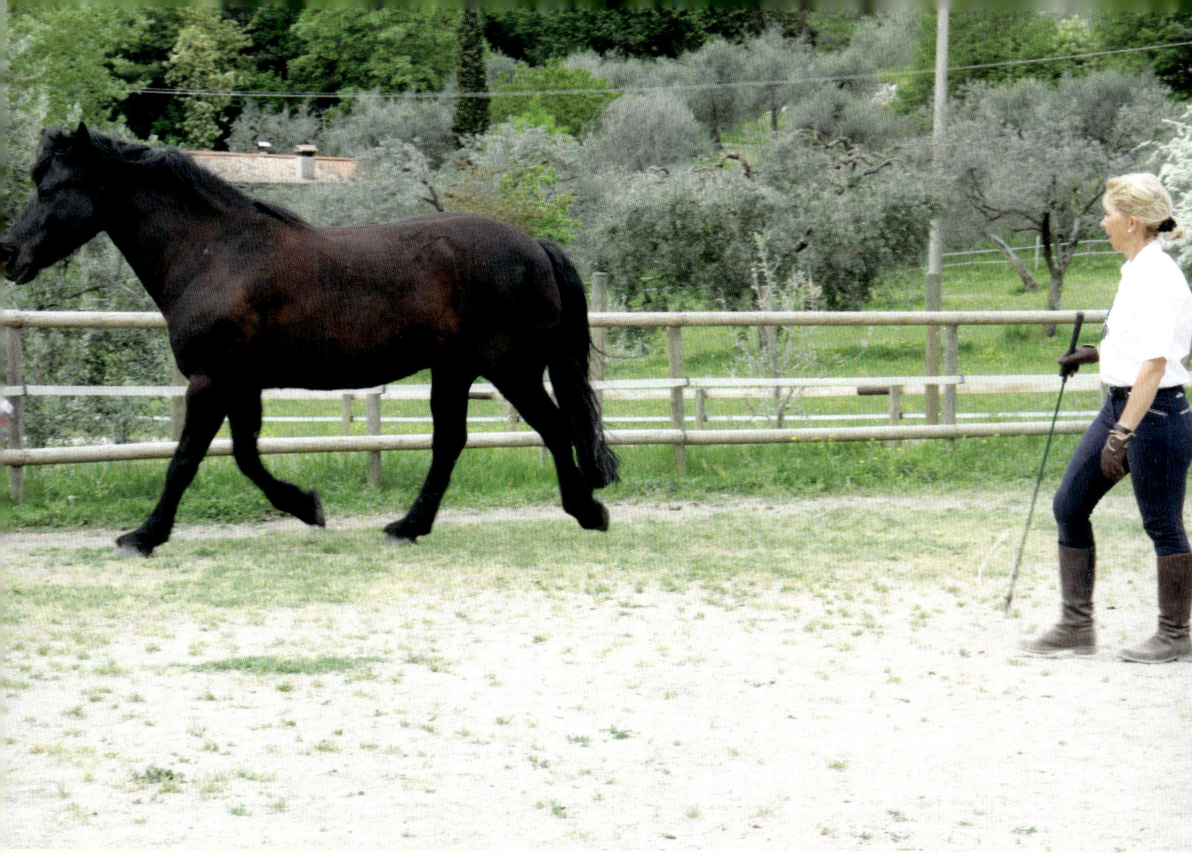

Die Steigerung der Gangart ist der nächste Schritt, um dem Pferd zu zeigen, dass es auf den Respekt und die Sicherheit seines Leaders vertrauen kann.

dir dein Pferd diese Frage stellt. Nehmen wir ein konkretes Beispiel: Du bist im Round-Pen mit deinem Pferd und lässt es gerade traben. Dein Pferd trabt und du denkst: Alles in Ordnung, denn ich bestimme hier die Gangart. In Wahrheit bestimmt dein Pferd die Gangart, indem es dir einen Trab anbietet, der den geringsten Kraftaufwand fordert. Du bemerkst dies nicht, und schon wieder hat das Pferd einen Beweis, dass der Mensch hier kein wirklicher Leader sein kann.

Die Geschwindigkeit sollten wir auch innerhalb einer Gangart bestimmen. Der Trab verlangt nicht nur ein Minimum an Aufwand, er sollte auch brillant, energisch und kraftvoll sein. Durch diese Forderung wird das Pferd nicht nur körperlich, sondern auch seelisch gefördert, da es über sich hinauswachsen darf. Eine positive Nebenreaktion ist, dass das Pferd durch unsere Forderung noch mehr Sicherheit, Respekt und Vertrauen in uns als Leader finden kann.

Das Leben will wissen (so auch das Pferd), ob du die Gangart bestimmen kannst. Stell dir vor, dass du das Ziel hast, Manager des Jahres zu werden. Du hast genug Eigenmotivation und kannst sehr gut deine Tage strukturieren. Du bestimmst die Richtung. Doch um dieses Ziel zu erreichen, musst du auch bereit sein, die Gangart, die das Managerdasein beinhaltet, einzuschlagen und einzuhalten. Du musst bereit sein, viel Zeit in die Umsetzung deines Ziels zu investieren. Vielleicht muss du sogar bereit sein, an den Wochenenden zu arbeiten. Sicherlich hat ein Managerdasein einen anderen Arbeitsrhythmus als ein Beamtendasein. Bist du bereit, die Gangart einzuhalten?

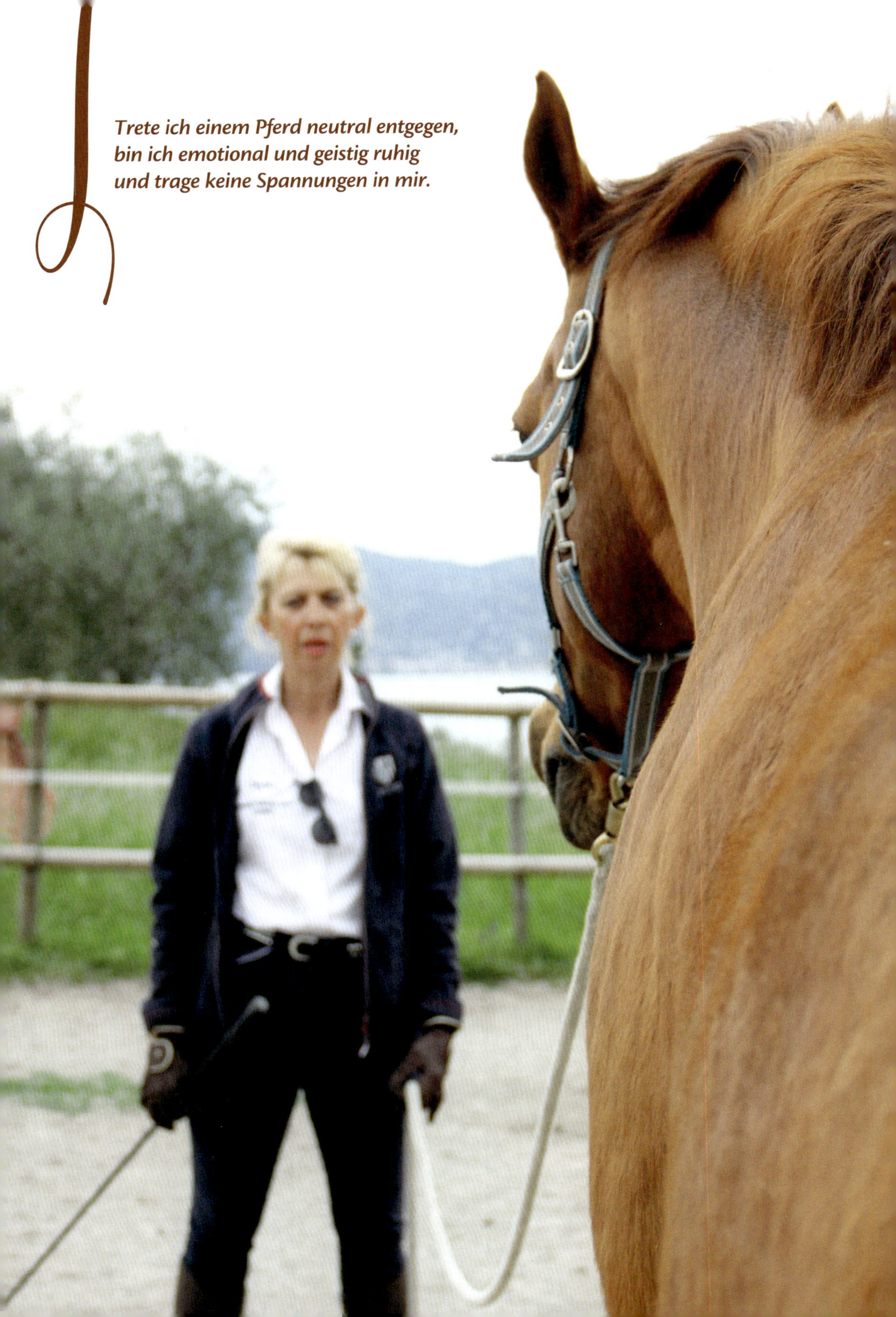

Trete ich einem Pferd neutral entgegen, bin ich emotional und geistig ruhig und trage keine Spannungen in mir.

Neutral bleiben = gelöst sein!

Wer kennt nicht die Lehren der Dressur: Maximale Gelöstheit bei gleichzeitiger maximaler Aufrichtung? Die alten Meister wussten, dass diese Forderung sich auf die geistig-seelische Ebene des Menschen und keinesfalls nur auf die körperliche Ebene bezieht. Neutral sein ist identisch mit dieser Forderung.

In den meisten Reitstunden wird sie jedoch nur auf körperlicher Ebene erfragt, ohne die Tiefe und die Voraussetzungen zu kennen, die eine maximale Gelöstheit möglich machen. Dies geschieht nicht aus einem bösen Willen heraus, sondern aus dem heutigen Zeitgeist der Informationsgesellschaft heraus mit der damit verbundenen Oberflächlichkeit. Wir sind heute nicht mehr gewohnt, in die Tiefe der Dinge einzutauchen. Wir wollen schnell zu Erfolgen und Resultaten kommen.

Den eigenen Weg gehen

Wer Pferden und im Speziellen der Reiterei mit dem heutigen Zeitgeist begegnet, wird wenig erreichen. Oder zu den Resultaten gelangen, die wir als unschön, unharmonisch, abstoßend und brutal in den Ställen, auf Turnieren und sonstigen Schauplätzen beobachten.

Das ist übrigens ein weiterer Aspekt, warum Pferde heilende Kräfte besitzen. Das Pferd fordert den Menschen auf, in die Tiefe vorzudringen. Dazu muss ich hinterfragen, suchen, mich mit dem jeweiligen Thema, mit dem jeweiligen Wesen oder der Situation auseinandersetzen und darf nicht einfach nur übernehmen.

Die Gefahr des Übernehmens oder des Annehmens, ohne zu hinterfragen, ist sehr groß. Wir laufen Gefahr, Dinge zu machen, nur weil sie immer schon so gemacht wurden, ohne sie vielleicht zu verbessern. Einfach nur annehmen birgt die Gefahr, etwas weiterhin falsch zu machen, nur weil es alle anderen immer schon so gemacht haben.

> ***Verabschieden wir uns vom Ja-Sagen und Hinterherlaufen und gehen mutig unseren Weg.***

Wir geben uns darüber hinaus nicht die Möglichkeit des Entdeckens, des Bessermachens oder Andersmachens, wenn es in unseren Augen anders besser ist. Dazu gehört Mut. Verabschieden wir uns vom Jasagen oder Hinterherlaufen und gehen mutig unseren Weg, machen wir uns unabhängig von der Meinung anderer und entdecken unsere innere Stärke.

Spannung im Körper und im Geist abbauen

Kehren wir zum „neutral sein" oder, besser gesagt, zur maximalen Gelöstheit zurück. Die alten Meister wussten, dass der Reiter nur einen unabhängigen Sitz erwerben kann, wenn er maximal gelöst ist. Warum? Weil der wirklich gute Reiter in der Lage ist, in die Bewegung des Pferdes einzugehen. Das ist jedoch nur bei maximaler Gelöstheit möglich, und diese ist nur zu erreichen, wenn alle Muskeln im Körper gelöst sind.

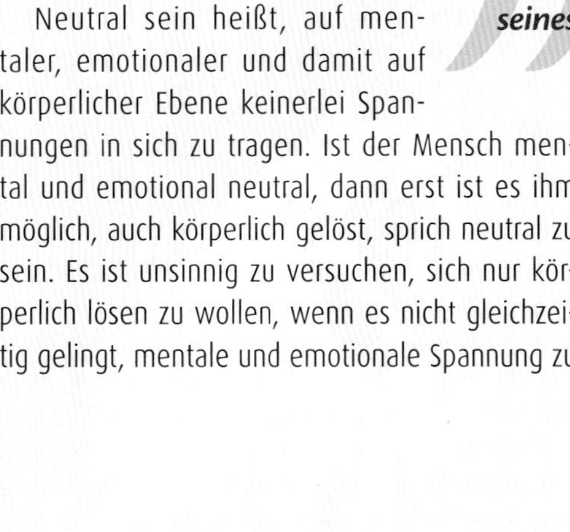

Gibt es auch nur eine Verspannung, und sei sie noch so unbedeutend, wird sie sich auf das Pferd übertragen und zum einen das Pferd in seinen freien Bewegungen stören, und zum anderen wird der Reiter keinen ausbalancierten und unabhängigen Sitz erwerben. Aller Anfang liegt in der maximalen Gelöstheit am Boden und noch mehr auf dem Pferderücken. Was können wir nun unter einer maximalen Gelöstheit beziehungsweise unter neutral sein verstehen?

Neutral sein heißt, auf mentaler, emotionaler und damit auf körperlicher Ebene keinerlei Spannungen in sich zu tragen. Ist der Mensch mental und emotional neutral, dann erst ist es ihm möglich, auch körperlich gelöst, sprich neutral zu sein. Es ist unsinnig zu versuchen, sich nur körperlich lösen zu wollen, wenn es nicht gleichzeitig gelingt, mentale und emotionale Spannung zu lösen. Das Pferd spürt Unstimmigkeiten im Energiefluss seines Gegenübers. Es riecht, wenn eine Inkongruenz zwischen Absicht und Tatsache vorliegt. Oft genug macht sich der Mensch gerade diesbezüglich etwas vor beziehungsweise ist sich der eigenen Inkongruenzen nicht bewusst, die im Pferd zu Stress und Unwohlsein führen.

> ***Das Pferd spürt Unstimmigkeiten im Energiefluss seines Gegenübers sofort.***

Die maximale Gelöstheit beginnt auf mentaler und emotionaler Ebene. Bevor ich mit meinen Pferden arbeite, löse ich mich zunächst auf mentaler Ebene. Ich stelle mir vor, dass mir Wurzeln aus meinen Beinen wachsen, die in die Tiefe des Erdreichs vordringen. Dann atme ich unerwünschte Gedanken über diese Wurzeln aus. Die Erde nimmt meine Gedanken auf, transformiert die verbrauchten Energien und versorgt mich mit neuen, aufbauenden und nährenden Energien.

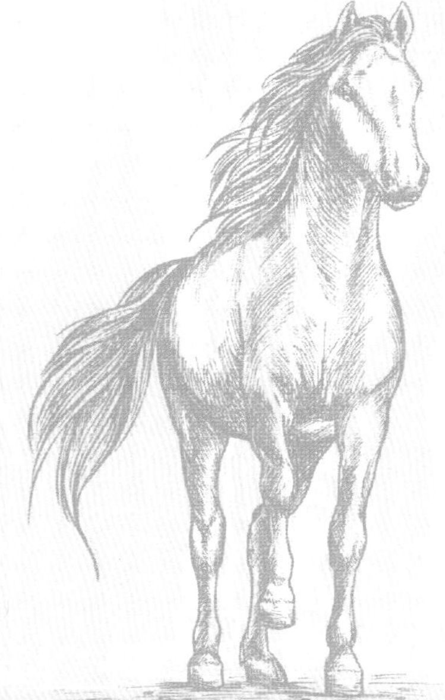

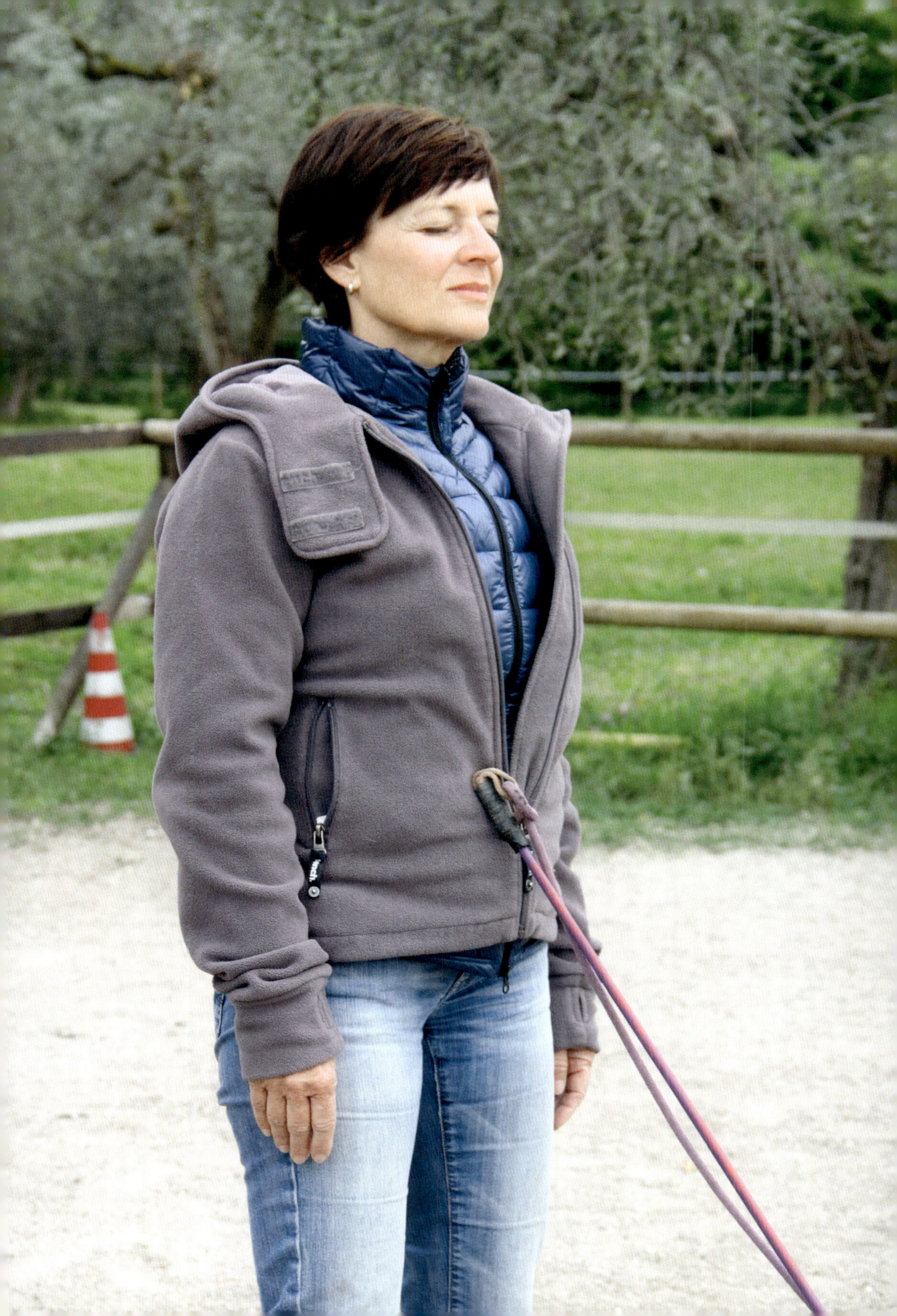

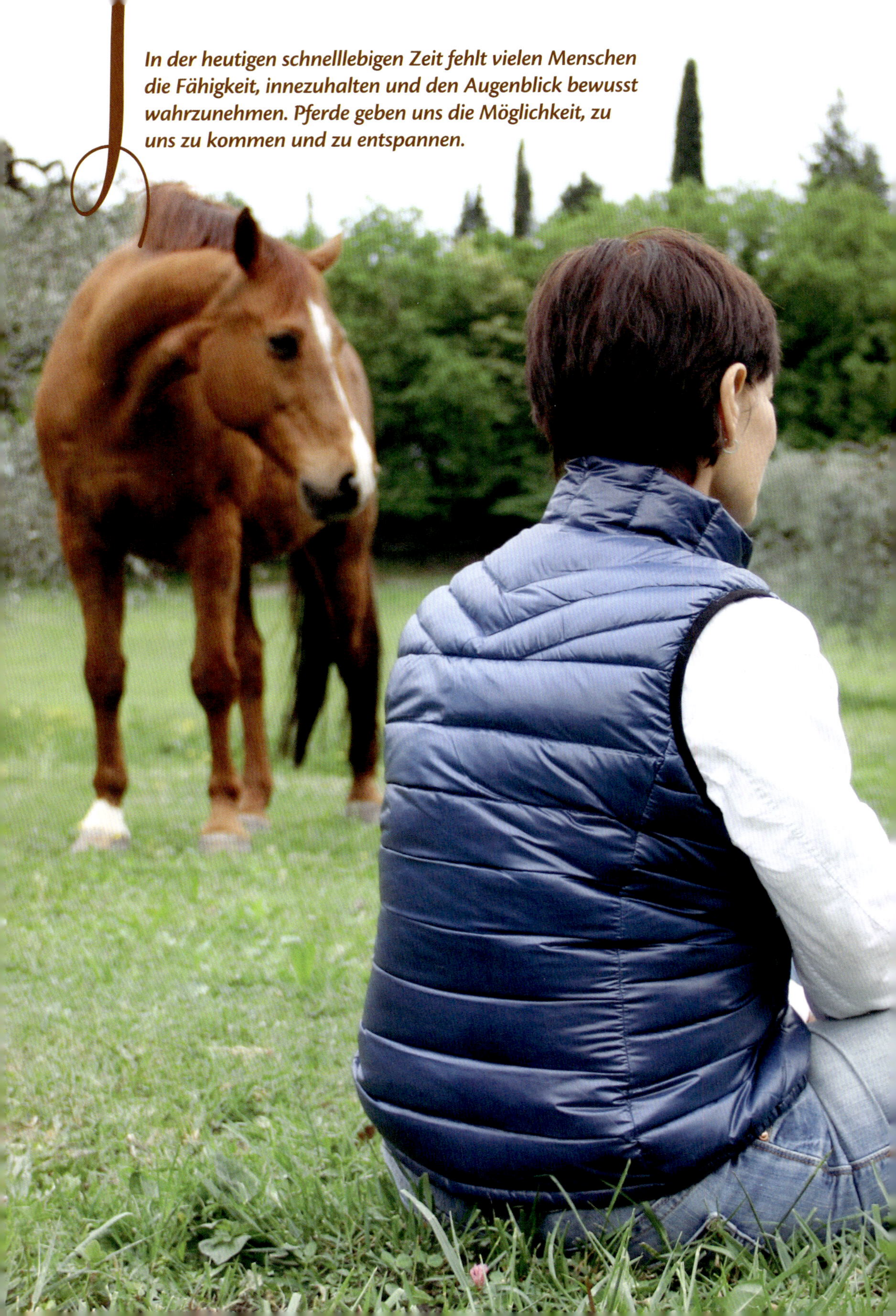

In der heutigen schnelllebigen Zeit fehlt vielen Menschen die Fähigkeit, innezuhalten und den Augenblick bewusst wahrzunehmen. Pferde geben uns die Möglichkeit, zu uns zu kommen und zu entspannen.

Neutral sein auf mentaler Ebene

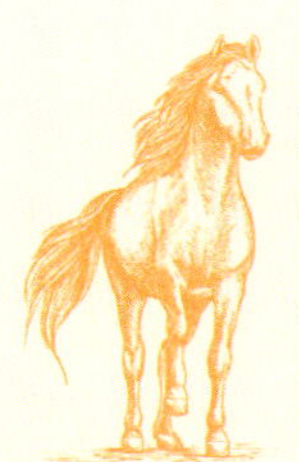

Die maximale Gelöstheit findet ihren Ursprung in einer maximalen mentalen Gelöstheit. Es bedeutet, von jeglicher unkontrollierter und unbewusster Gedankenaktivität frei zu sein. Die meisten Menschen werden heute von ihren Gedanken versklavt und können nur schwer oder gar nicht den vielen Tausenden Gedanken Einhalt gebieten.

Wenn der Gedankenapparat die Vorherrschaft in einem Menschen gewonnen hat, ist dieser nicht mehr in der Lage, seine Gedanken zu kontrollieren und zu selektieren. Dies wiederum führt zu einer Überaktivität und zur Unfähigkeit, sich zu entspannen und den jeweiligen Moment bewusst wahrzunehmen.

Der gesamte Organismus ist unter einer permanenten Spannung, die der Betroffene nicht mehr bewusst wahrnimmt. Wenn die Gedanken nicht mehr unter Kontrolle zu bringen sind, befindet sich der Mensch vorwiegend in der Zukunft oder in der Vergangenheit und ist somit nicht anwesend, sprich, der Mensch ist nicht in seinem Körper. Sein Körper ist nicht bewohnt. An einer anderen Stelle wurde die Tatsache, dass ein „nicht anwesender Mensch" ein enormer Stressfaktor für das Pferd darstellt, bereits erwähnt. Hier möchte ich noch einmal darauf eingehen, denn wir (Raidho-Trainer) haben die Beobachtung gemacht, dass sehr sensible Pferde bei nicht anwesenden Menschen mit der Zeit körperliche Probleme entwickeln – nicht selten darunter die so gefürchteten Koliken.

Starre Erwartungshaltungen wirken sich negativ auf das Pferd aus.

Der Mensch im Außen = Stress für das Pferd

Dies ist ganz einfach zu verstehen, wenn man sich bewusst macht, dass ein Nicht-anwesend-Sein ein kontinuierlicher Stressfaktor ist. Dies übrigens nicht nur für das Pferd, sondern auch für die Mitmenschen, und zuletzt ist ein solcher Mensch sich selbst gegenüber ein Stressfaktor. Kontinuierlicher Stress bedeutet, der Körper kann sich nicht mehr entspannen. Nicht mehr entspannen können heißt, der Körper kann sich nicht regenerieren und „brennt" irgendwann durch. Das Burn-out-Syndrom ist der Beweis für diese traurige Entwicklung.

Mentale Gelöstheit bedeutet auch, keinerlei vorgefertigte Meinungen, Gedankenmuster, Erwartungshaltungen und Vorstellungen in sich zu tragen. Wie stark eine starre Erwartungshaltung auf das Pferd wirken kann, habe ich mit einem meiner Pferde erlebt. Ich ging mit einer ganz speziellen Erwartung von einer ausführenden Übung zu meinem Pferd, um diese genauso an diesem speziellen Tag auszuführen.

Was für eine Überraschung: Es klappte gar nichts, auch nicht die Dinge, die an anderen Tagen geklappt hatten. Warum? Weil eine zu starre Erwartungshaltung einen mehr oder weniger starken Druck ausübt. Je sensibler das Pferd, desto stärker wird sich eine starre Erwartungshaltung negativ ausdrücken. Es ist ein subtiler Druck, der unter anderem auch dafür verantwortlich ist, dass das Pferd nicht in der Lage ist zu lernen. Ein Pferd ist nur in einer stressfreien und neutralen Situation in der Lage, Neues aufzunehmen und zu verarbeiten.

Ein weiterer wichtiger Aspekt liegt darin begründet, dass Gedanken in uns meist in Bildern leben. Diese Bilder werden von den Pferden ganz besonders stark wahrgenommen. Sind die Bilder klar und positiv, dann helfen sie uns in der Kommunikation mit dem Pferd.

> ***Gedankenbilder werden von Pferden besonders stark wahrgenommen.***

Sind diese Bilder dagegen unkontrolliert, unklar, um nicht zu sagen chaotisch, dann ist dies wiederum sehr schwierig für das Pferd, da es viele Bilder empfängt und nicht weiß, was es damit machen soll.

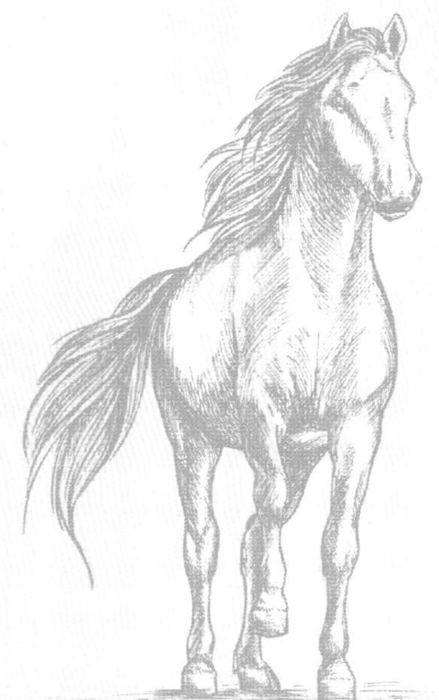

Mit Klarheit zur Sanftheit

Pferde brauchen Klarheit und Sanftheit. Das heißt, ist der Mensch in sich klar, kann er es sich erlauben, sanft zu sein. Denn ein Kommando (Hilfe), mit Klarheit gegeben, kann vom Pferd ausgeführt werden ohne Einsatz von physischen Mitteln, denn das Pferd empfängt das Bild und kann diesem entsprechend handeln. Empfängt das Pferd dagegen chaotische Bilder, kann es nicht ausführen, was der Mensch in seiner Erwartungshaltung von ihm verlangt. Was geschieht? Ein Teufelskreislauf findet meist seinen Anfang. Je weniger das Pferd versteht, desto mehr physische Hilfsmittel setzt der Mensch ein, und je physischer der Mensch wird, desto weniger will und kann das Pferd dem Menschen zuhören.

Das Pferd besitzt heilende Kräfte, da es uns fordert, mental neutral zu sein. Dies bedeutet für den Menschen, dass er sich in seinen Gedanken disziplinieren darf. Denn alles entsteht aus dem Gedanken.

Die emotionale Gelöstheit erzielen wir durch das gleiche Vorgehen und vor allem durch das Auflösen des Schmerzkörpers. Was verstehen wir unter Auflösung des Schmerzkörpers?

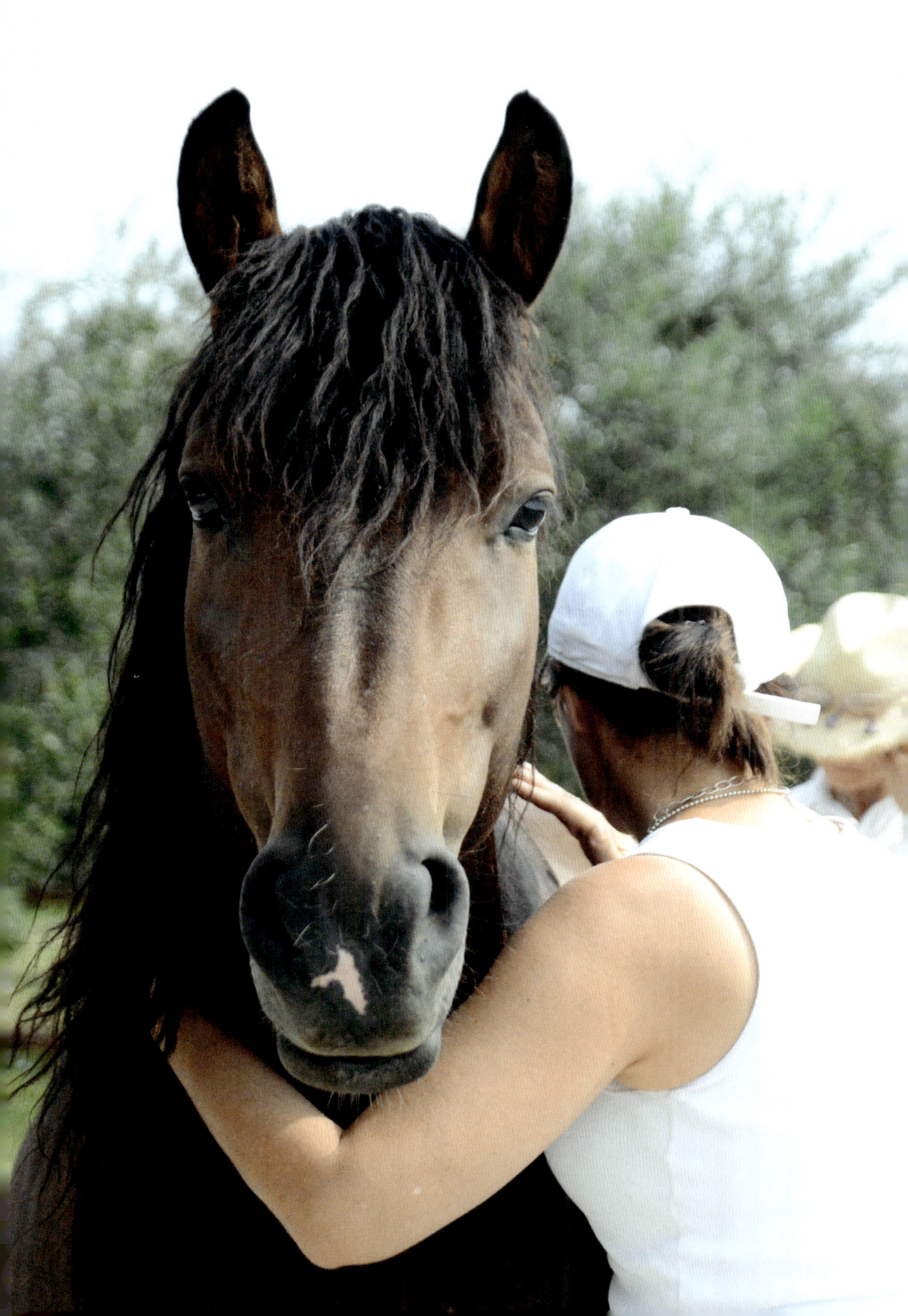

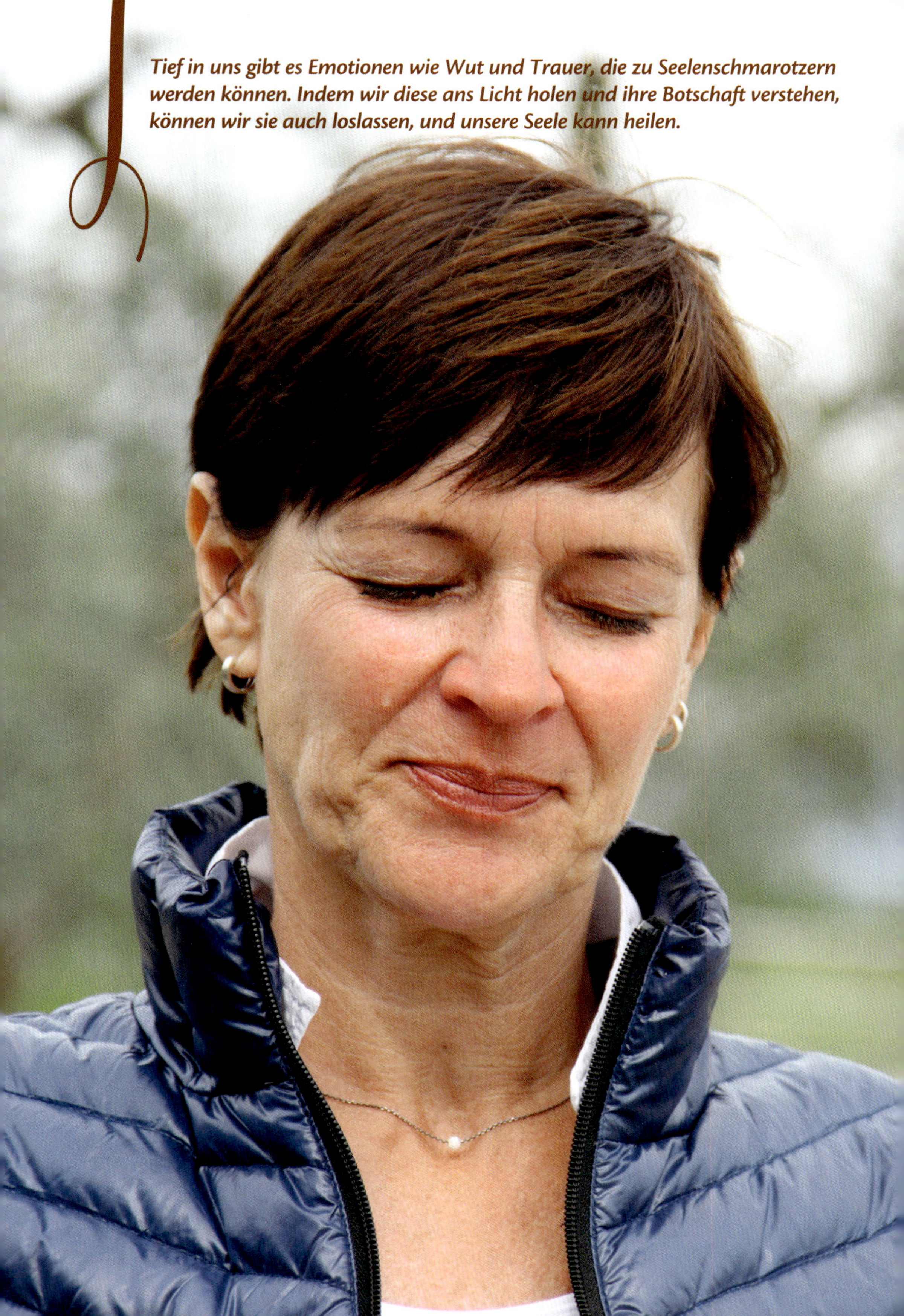

Tief in uns gibt es Emotionen wie Wut und Trauer, die zu Seelenschmarotzern werden können. Indem wir diese ans Licht holen und ihre Botschaft verstehen, können wir sie auch loslassen, und unsere Seele kann heilen.

Die Auflösung des Schmerzkörpers

Was versteht man unter dem Begriff „Schmerzkörper"? Dieser Begriff wurde von Eckhart Tolle, ein Weisheitslehrer unserer Zeit und Buchautor (Jetzt! Die Kraft der Gegenwart) geprägt und benennt jenen Teil in der menschlichen Seele, in dem alle Erfahrungen, Erlebnisse, Gedanken und Gefühle gespeichert werden. Dieser Teil wird dann zum Schmerzkörper, wenn die in ihm enthaltenen Speicherungen beziehungsweise Inhalte negativer und schmerzhafter (im Sinne von seelischen Schmerzen) Natur sind. Wir wissen heute, dass sich alle bewussten wie auch unbewussten Erfahrungen, egal welcher Natur, in unserer Seele abspeichern.

Jeder Mensch hat im Verlauf seines Lebens mehr oder weniger negative Erfahrungen gemacht. Der eine hat einen größeren Schmerz ertragen, der anderen einen kleineren. Fakt ist, dass es wohl keinen Menschen gibt, der ganz ohne negativer Erfahrungen aufgewachsen ist, die abgespeichert wurden.

Diese Speicherungen bilden Energiefelder in unserem Unterbewusstsein und verknüpfen sich untereinander. Diese Verknüpfungen werden dann zu einem Assoziationsgeflecht oder Schmerzkörper. Je unbewusster ein Mensch ist, desto mehr wird der in ihm lebende Schmerzkörper ihn beeinflussen und steuern. Das geschieht, da diese Speicherungen oder Energiefelder, die auch als „Teilpersönlichkeiten" bezeichnet werden, seinem „Wirt" einreden, er sei diese Speicherung beziehungsweise Teilpersönlichkeit.

Unterdrückte Gefühle

Ein Beispiel: Du verspürst ein Gefühl der Traurigkeit, der Wut oder eine andere negative Emotion. Solange dir nicht bewusst ist, dass ein Gefühl ein Inhalt ist, der dir etwas bewusst machen will, wirst du dich mit dem Gefühl identifizieren und glauben, du bist die Traurigkeit, die Wut oder sonst eine Emotion. Indem du dich mit dem Gefühl identifizierst, geschieht etwas auf energetischer Ebene. Der Inhalt „Gefühl" hat dich aus deinem Zentrum verschoben und die Führung in deinem „energetischen Reich" übernommen. Du fühlst dich immer mehr dem Gefühl ausgeliefert und handelst aus der Energie des jeweiligen Gefühls, statt es als Botschafter zu erkennen. Ein Gefühl will uns immer helfen, bewusst zu werden. Es will uns etwas vermitteln. Leider lernen wir in aller Regel nicht, wie wir mit unseren Gefühlen umgehen können, und somit unterdrücken fast alle Menschen ihre (vor allem negativen) Gefühle. Wer will sich schon traurig, wütend, inkompetent, frustriert und enttäuscht fühlen? Da wir nicht gelernt haben, die Energie der Gefühle für unsere Bewusstwerdung zu nutzen, werden diese unterdrückten Gefühle zu Schmarotzern in der Seele und können im Unterbewusstsein ihr Unwesen treiben. Gefühle sind Energien. Nicht aufgearbeitete, negative Gefühle werden Teil des Schmerzkörpers.

Nur durch das bewusste Hinschauen, durch das bewusste Erleben der Gefühle hat der Mensch die

Chance, negative Energien zu transformieren und zu nutzen. Das geschieht durch die Hilfe der Pferde! Gerade die unterdrückten und unbewussten Gefühle gilt es an die Oberfläche zu transportieren, sich deren Existenz bewusst zu werden. Denn sie sind verantwortlich für all das, was wir unbewusst in unser Leben ziehen und dann sagen: Warum gerade ich? Werden diese tief verborgenen Gefühle lange genug unterdrückt, können sie nicht mehr erkannt werden und wir bezeichnen diese Energiefelder als „schwarzen Flecken". Schwarze Flecken deshalb, da wir selbst nicht mehr in der Lage sind, sie zu identifizieren. Alle anderen sehen und erkennen unsere Schwachstellen (schwarzen Flecken), nur wir selbst sind quasi desensibilisiert gegenüber diesen unterdrückten Energien.

In das Gefühl hineingehen

Pferde spüren die feinsten Dissonanzen in ihrem Gegenüber. Ihnen können wir nichts vormachen. Sie zeigen uns vor allem jene Bereiche, die wir selbst nicht mehr wahrnehmen und identifizieren können. Wie? Indem wir mit ihnen interagieren und uns beobachten, vor allem dann, wenn die Dinge, die wir mit den Pferden machen, nicht so funktionieren, wie wir uns das vorgestellt haben.

Denn immer dann, wenn es nicht so funktioniert, wie wir uns das dachten, kommen in uns Gefühle hoch: negative Gefühle. Im Entstehungsmoment des Gefühls sollten Sie jetzt so viel Präsenz in sich erworben haben, dass Sie nicht gleich vom Gefühl weggeschwemmt werden, sondern vielmehr ist es wichtig, in das Gefühl hineinzugehen.

In der Arbeit mit einem Raidho-Trainer ist es der Trainer, der dem Menschen nun zur Seite steht, um zum einen an das Gefühl besser heranzukommen und zum anderen, um im zweiten Schritt das Gefühl als Botschafter zu erkennen, um im dritten Schritt das Gefühl zu erlösen. Das Gefühl, das als Inhalt erkannt wurde, wird nun (beschrieben in der Erdungsübung) an die Erde abgegeben. Ein emotionales Neutralsein tritt ein. Was bleibt, ist ein erhöhtes Bewusstsein, eine erhöhte Energie. Denn es ist uns gelungen, uns nicht vom Gefühl aus unserem Zentrum verschieben zu lassen, sondern wir haben das Gefühl als „Brennstoff" für unsere Bewusstseinswandlung genutzt.

Negative Gefühle auflösen

Die begleiteten Prozesse mithilfe eines Raidho-Trainers sind sehr komplex und intensiv. Die beschriebene Anleitung bewirkt, dass Sie Ihre Gefühl positiv nutzen können und keine belastenden Energien verströmen. Vor allem verhindern Sie, dass sich der Schmerzkörper weiter verhärtet. Das Auflösen der Gefühle passiert auf emotionaler Ebene, ein weiterer Schritt hin zur maximalen Gelöstheit. Alle ungelösten Inhalte in unserer Seele sind für unsere Ausstrahlung verantwortlich. Überwiegen diese Inhalte in unserer Seele, ist unsere Ausstrahlung entsprechend der Qualität der Inhalte: negativer Natur. Ist dies der Fall, schaffen wir um uns eine Aura, die von unseren Mitmenschen und vor allem von den Pferden als unangenehm empfunden wird. Gerade Pferde reagieren extrem sensibel auf die Ausstrahlung der Menschen. Sie wünschen sich Menschen mit einer freudvollen Ausstrahlung, die keine vergiftenden, verschmutzenden Energien verströmen. In einem solchen Energiemilieu können und wollen sich Pferde den Menschen nicht anschließen. Pferde besitzen heilende Kräfte, weil sie uns Menschen zeigen, wie wir in uns negative Seeleninhalte erlösen und damit zur Freude finden können. Ein freudvoller Mensch erzeugt in sich kraftvolle, positive Schwingungen, die sich um ihn ausbreiten. Ein kraftvoller Mensch ist ein gesunder Mensch!

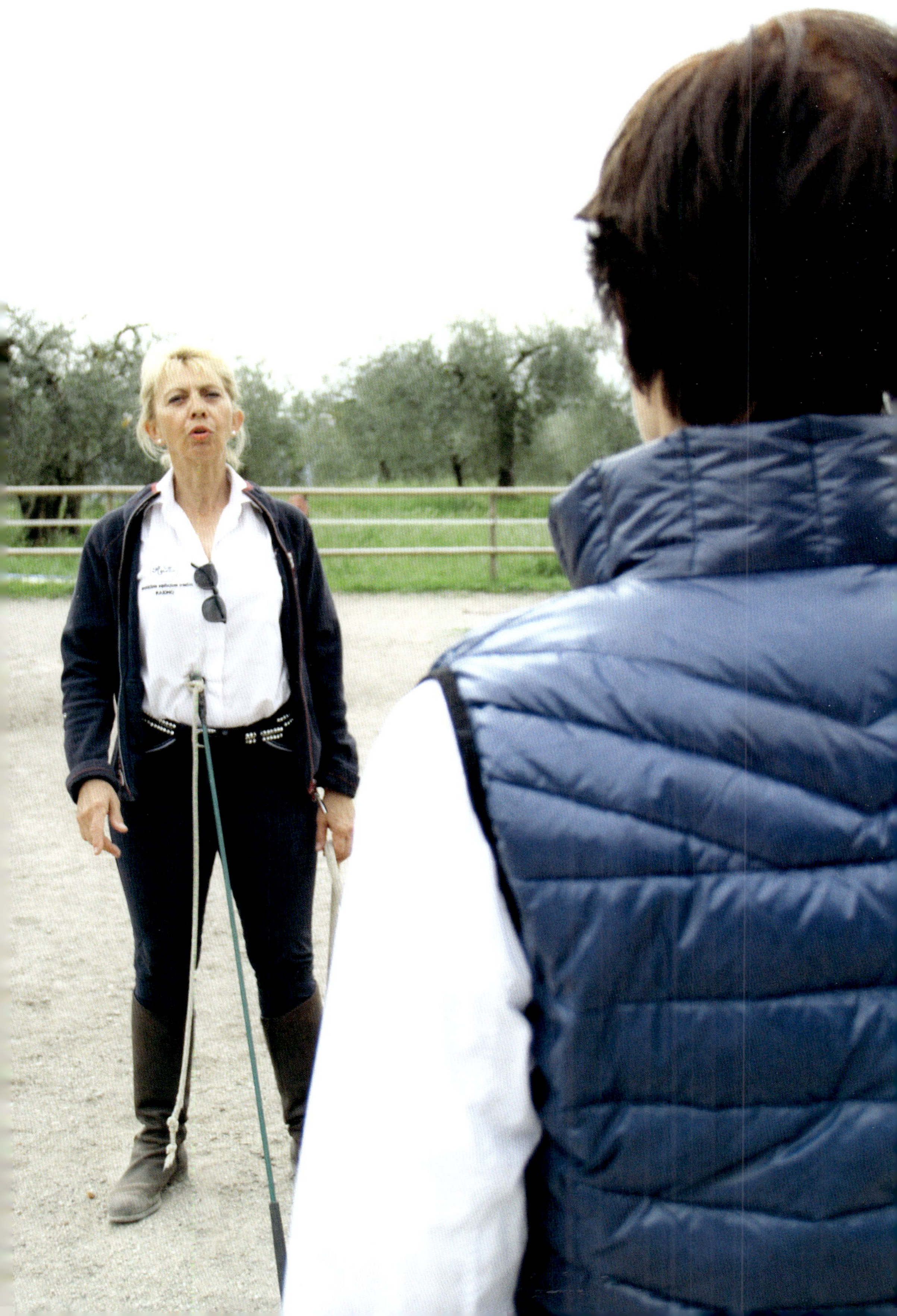

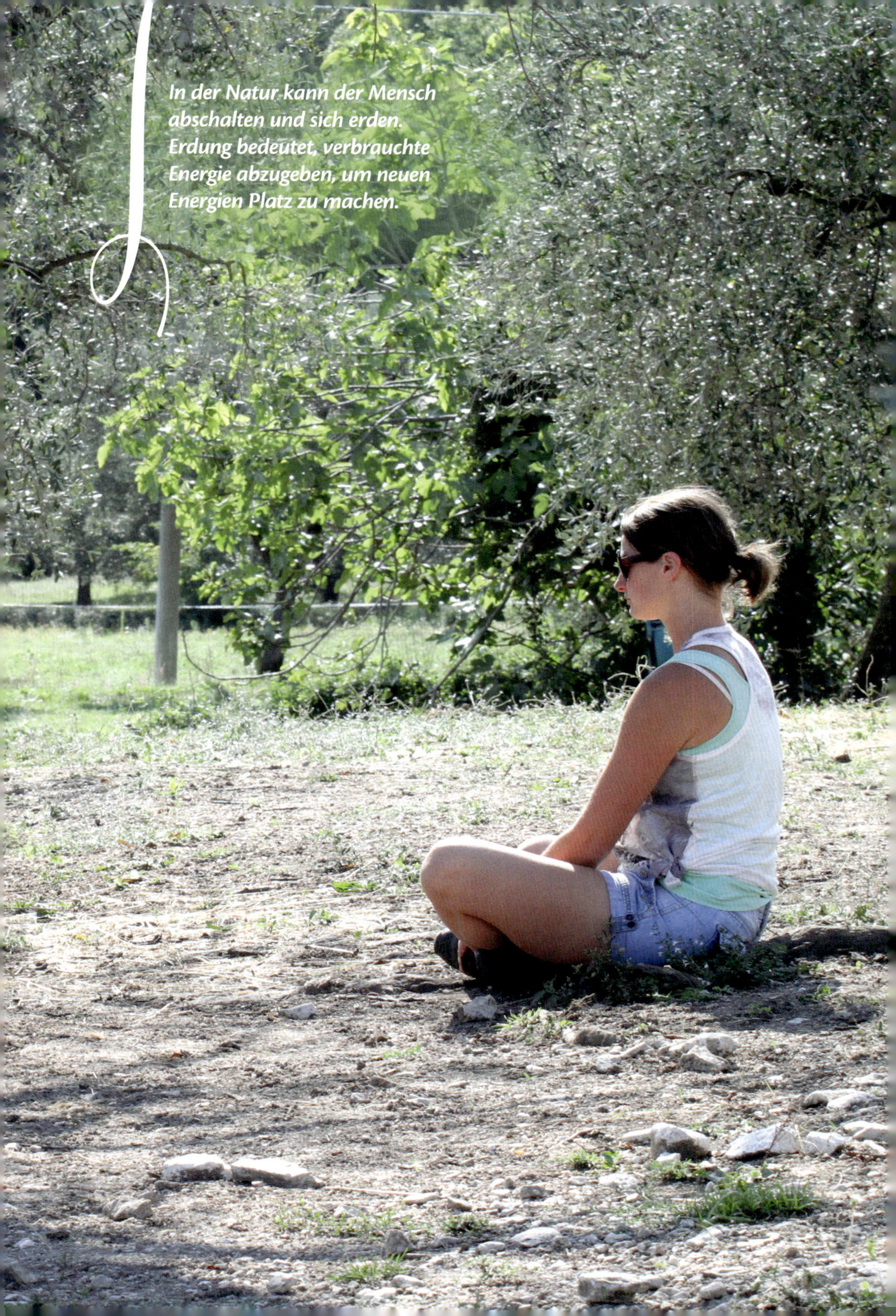

In der Natur kann der Mensch abschalten und sich erden. Erdung bedeutet, verbrauchte Energie abzugeben, um neuen Energien Platz zu machen.

Pferde fordern Erdung

Geerdet sein bedeutet, im Körper anwesend zu sein. Es bedeutet, mit der Natur in Kontakt zu sein, innerlich stabil zu sein bei gleichzeitiger Flexibilität. Erdung zu besitzen bedeutet, verbrauchte Energien an die Erde abgeben zu können, um neue aufzunehmen.

Bevor ich die Pferde wiederentdeckte oder besser gesagt, bevor mich die Pferde wieder zu sich riefen, war ich ein Paradebeispiel eines nicht geerdeten Individuums. Ständig war ich auf Wolke sieben unterwegs und hatte keinen Bezug zur Realität mehr. Mit der Zeit entglitt mir das Leben immer mehr und ich fühlte mich als Opfer der Umstände. Ich fühlte mich machtlos und kraftlos dem Leben gegenüber. Ich wurde von meinen inneren Energien hin und her geschoben, da ich keine Zentrierung, keine Verwurzelung mehr hatte. Dies hatte zur Konsequenz, dass mich meine Mitmenschen nicht wahrnahmen, geschweige denn ernst nahmen.

Meine Selbstwahrnehmung war eine ganz andere. Ich redete mir ein, stark, geerdet und sicher zu sein. Viele Jahre war ich von meiner falschen Selbstwahrnehmung wie geblendet. Ich hatte mir selbst etwas vorgemacht, das mit der Realität nichts zu tun hatte.

Erst die Pferde zeigten mir, wie es um mich stand. Das war zunächst ein großer Schock. Als ich mich von diesem Schock erholt hatte, konnte ich jedoch durch den Erkennungsprozess Veränderungen in mir bewirken. Ich konnte beginnen, mich zu erden.

Eine gute Erdung ist maßgeblich verantwortlich, um das Neutralsein (maximale Gelöstheit) zu erreichen, denn wir entlassen in die Erde über unsere Wurzeln alle Verspannungen, seien diese mentaler, emotionaler oder körperlicher Natur.

Gute Erdung ist die Essenz für das „Neutralsein".

Durch Atmung zur Erdung

Geerdet sein ist für uns heutige Menschen gar nicht so einfach, denn unsere Tätigkeiten sind nicht mehr wie früher körperlicher Natur. Vielmehr sind die meisten Menschen heute die meiste Zeit mental gefordert. Sie verbringen einen Hauptteil ihrer Zeit vor dem Computer, ohne Einsatz des Körpers. Wir vergessen unseren Körper, wir nehmen ihn nicht mehr wirklich wahr.

Auch das kann ich aus eigener Erfahrung berichten. Ich hatte einen Punkt erreicht, an dem ich mir selbst gegenüber fremd geworden war. Die ersten Wiederbegegnungen mit den Pferden haben mich dies bewusst werden lassen. Ein Nichtanwesend-Sein im Körper bedeutet, wir sind nicht präsent im Hier und Jetzt. Wir sind entweder mit Dingen aus der Vergangenheit oder mit Dingen der Zukunft beschäftigt und vergessen dabei den jeweiligen Augenblick – jenen Moment, in dem alles geschieht, in dem alles potenziell da ist.

Bin ich jedoch nicht da, dann kann ich die Fülle, die vor mir liegt, nicht erkennen und auch nicht in Anspruch nehmen. Für das Pferd ist ein Mensch, der mit ihm interagieren möchte und als Wesen nicht da ist, ein enormer Stressfaktor, weil das Anwesendsein die Grundvoraussetzung für einen Leader ist. Wollen wir mit dem Pferd interagieren, stellen wir an das Pferd bewusst oder unbewusst einen Anspruch, denn wir wollen das Pferd um etwas bitten.

Das Pferd kann mit uns erst dann interagieren, wenn es sicher sein kann, dass wir „da sind", sprich, im Körper anwesend sind. Ist der Mensch nicht anwesend und tritt mit dem Pferd in Kontakt, wird es versuchen, diesem Menschen zu entkommen. Aus der Sicht des Pferdes ist es ein Wahnsinn, sich einem Wesen anzuschließen, das „nicht da ist". In der freien Wildbahn käme das einem Todesurteil gleich, denn gerade das Anwesendsein, das Präsentsein des Leaders garantiert das Überleben der Herde. Leader in einer Pferdeherde ist jenes Pferd, das die höchste Präsenz besitzt, denn es ist das Pferd, das am frühesten eine potenzielle Gefahrenquelle wahrnehmen und die anderen dadurch rechtzeitig warnen kann.

Das Pferd kann nur mit dir interagieren, wenn es sicher ist, dass du auch „da bist".

Pferde sind wahre Meister im Geerdetsein oder im Anwesendsein. Erdung ist ein Ankommen im Körper, damit wir als Wesen als anwesend wahrgenommen werden. Das Pferd besitzt heilende Kräfte, da es von uns einfordert, im Körper anwesend zu sein und damit präsent im Hier und Jetzt zu sein.

Erdungsübung

Eine kleine Anmerkung: Alle Übungen und Vorgehensweisen, die in diesem Buch beschrieben sind, sind sehr einfach. Lass dich jedoch nicht von der Einfachheit der Übungen täuschen, denn gerade da sie so einfach sind, ist unser Verstand (Ego) geneigt zu sagen: „Das ist zu einfach, das kann doch gar nicht funktionieren." Ja, die Übungen sind einfach. Sie entfalten ihre Wirkung und Kraft jedoch nur, wenn sie mit Disziplin und Ernsthaftigkeit umgesetzt werden.

Du stellst dich idealerweise barfuß auf eine Wiese und schließt die Augen. Falls dies nicht möglich ist, dann kannst du die Übung auch zu Hause durchführen. Die Knie sollten nicht durchgedrückt, sondern leicht angewinkelt hüftbreit aufgestellt sein.

Den Oberkörper aufrecht und den Kopf ausbalanciert auf der Wirbelsäule gerade halten.

Du schließt die Augen und atmest tief aus. Beim Ausatmen siehst du mit dem geistigen Auge, wie sich aus den Fußsohlen heraus Wurzeln bilden. Ideal ist es, wenn du vor dieser Übung einige große Bäume und deren Wurzeln betrachtest. Mehr noch als sie betrachten, solltest du verschiedene Wurzeln mit deinen Augen „fotografieren", dich einleben und die Wurzeln erfühlen.

Damit du eine möglichst intensive Wirkung aus dieser Übung erzielst, ist es entscheidend, dass du die Wurzeln nicht nur mit deinem geistigen Auge siehst, sondern vielmehr solltest du diese fühlen. Hierzu braucht es Übung. Die Gefühle stellen sich nicht immer gleich ein. Bleibe dran und übe, bis du deine Wurzeln siehst und fühlst.

Du stehst in der oben beschriebenen Haltung, siehst und fühlst die Wurzeln der Bäume. Nun beginnst du, nachdem du tief ausgeatmet hast, tief einzuatmen. Du spürst dabei, wie du die aufbauenden, nährenden und Halt gebenden Energien über diese Wurzeln einatmest. Diese neuen Energien dringen über deine Wurzeln ein, steigen hoch bis in den Kopf, und beim Ausatmen lässt du alle

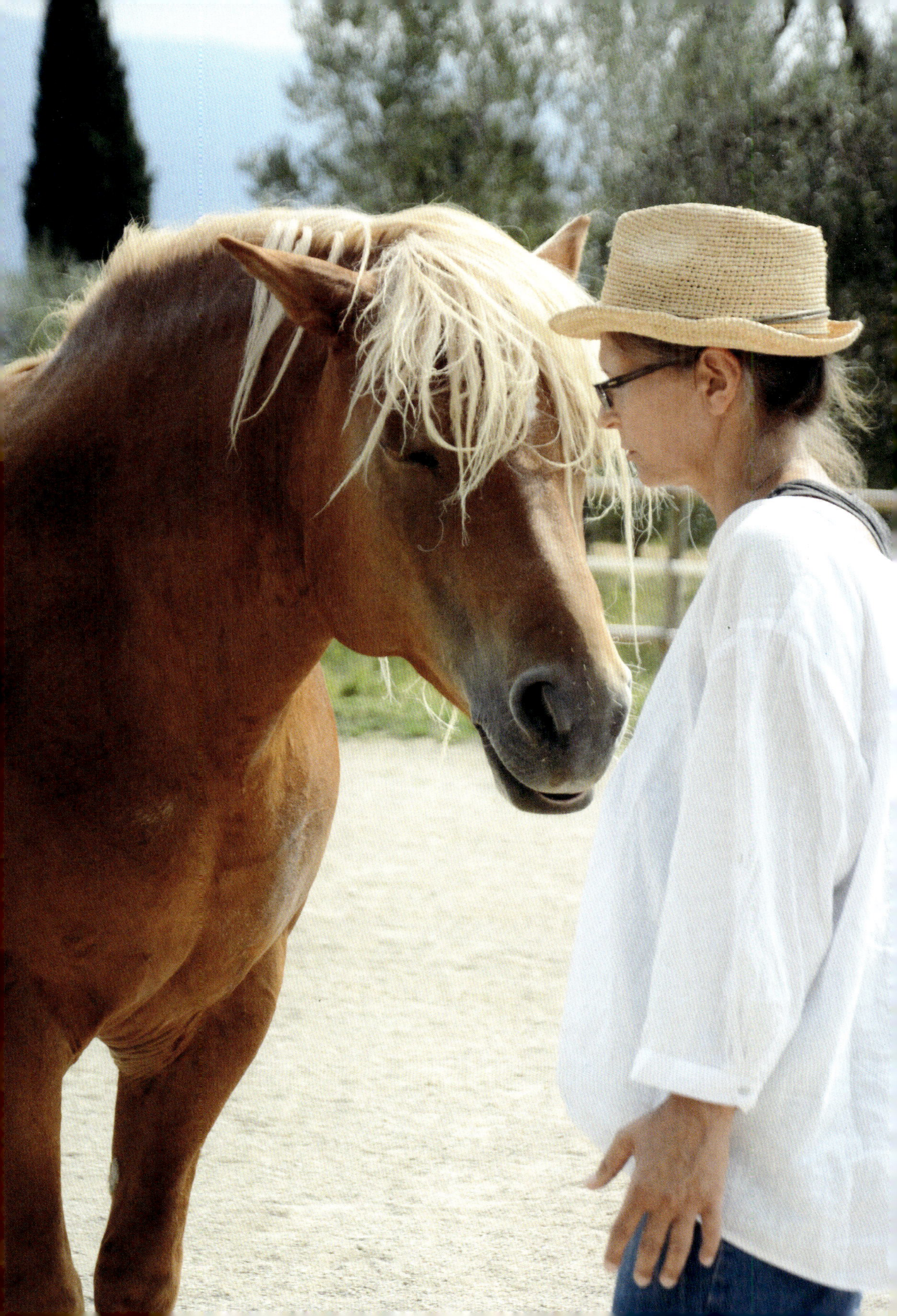

eventuellen mentalen Verspannungen ausströmen und ausfließen. Du gibst die verbrauchten Energien an „Mutter Erde" ab und empfindest dabei Dankbarkeit. Dankbarkeit über die Tatsache, dass die Erde deine verbrauchten Energien transformiert und dich mit neuen Energien versorgt.

Nun atmest du erneut ein und fühlst, wie diese neue Energie der Erde in dich einfließt und bis zum Kopf hochsteigt. Beim erneuten Ausatmen lässt du alle eventuellen Spannungen im Bereich des Halses, Nackens, der Schultern und Arme ziehen. Du atmest erneut tief ein und fühlst, wie die Energien der Erde in dich einfließen und wieder bis in den Kopf hochsteigen. Beim Ausatmen fallen alle eventuellen Spannungen aus dem Brustbereich, aus Bauch und Hüfte sowie aus dem gesamten Rückenbereich ab. Erneut atmest du tief ein und nimmst neue Energien auf. Diese steigen bis zum Kopf hoch, um mit erneutem Ausatmen alle eventuellen Verspannungen aus den Beinen zu lösen.

> ***Erdung ist ein Ankommen im eigenen Körper.***

Du machst nun noch einige tiefe Atemzüge und fühlst ganz bewusst in deinen Körper hinein. Du nimmst deinen Körper in all seinen Teilbereichen wahr. Gibt es nun noch eventuelle Spannungen oder sogar Schmerzen in einem Teil deines Körpers, dann gehe in diesen Bereich mit deiner Aufmerksamkeit und entlasse dortige Spannungen oder Schmerzen aus diesem Körperteil. Du atmest so lange tief ein und aus und bleibst in dieser Tiefenatmung, bis du die für den Moment mögliche maximale Gelöstheit erreicht hast. Du erkennst, dass du die Energie bist, die deinen Körper belebt. Du bist das Leben, das deinem Körper Leben gibt. Du bist anwesend in deinem Körper.

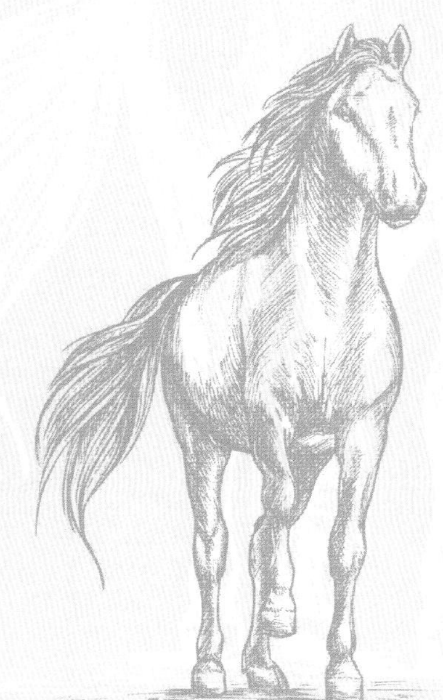

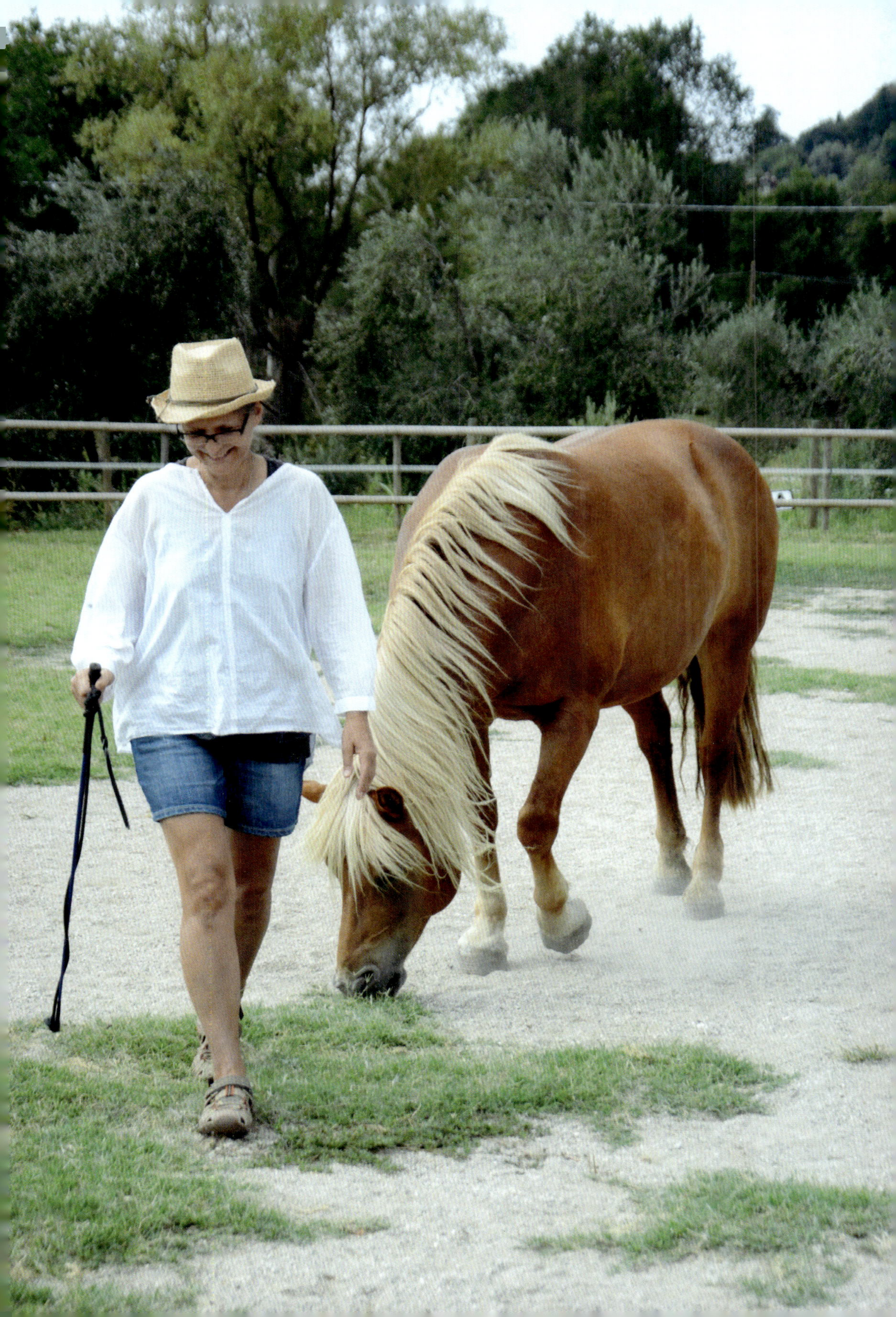

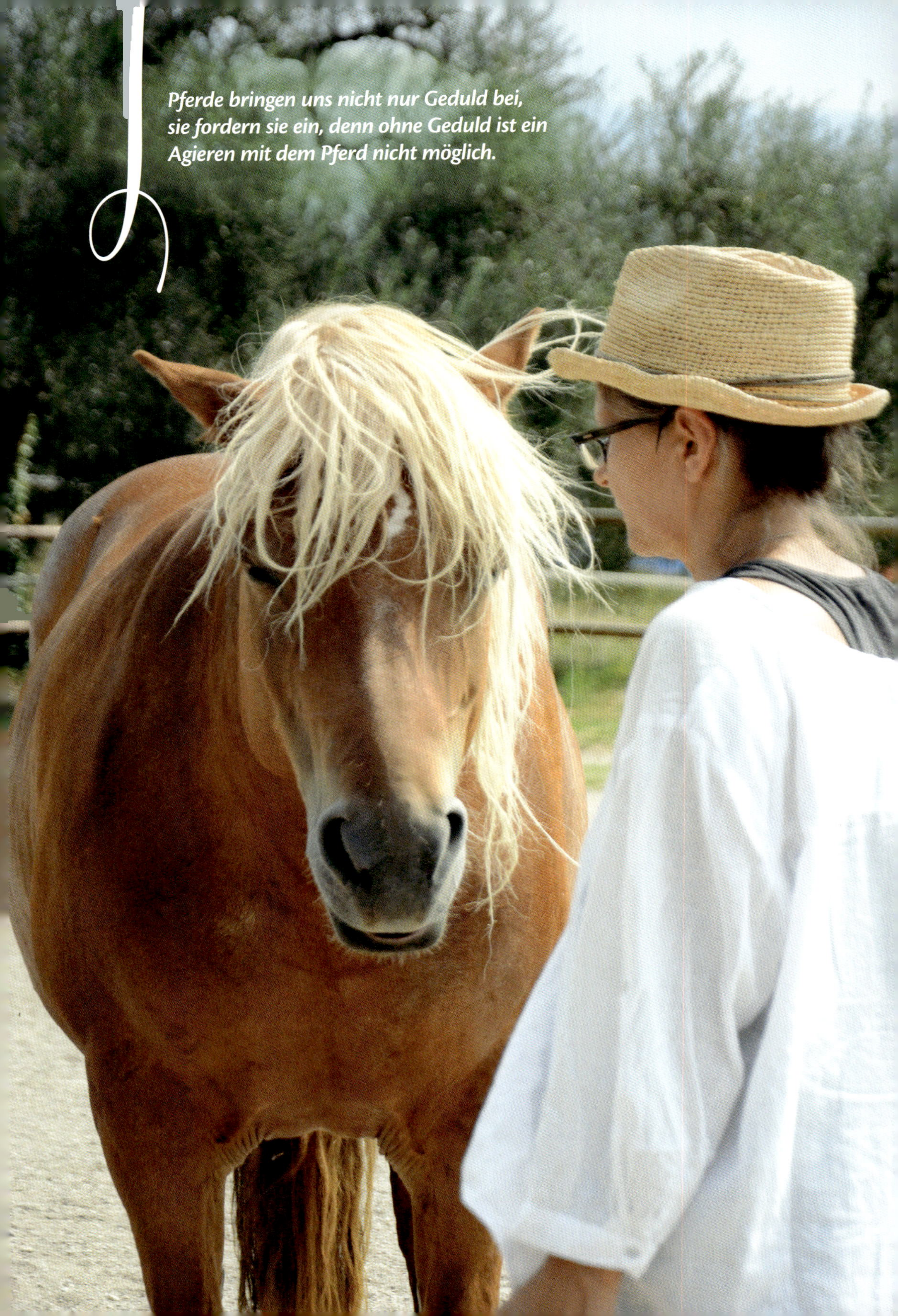

Pferde bringen uns nicht nur Geduld bei, sie fordern sie ein, denn ohne Geduld ist ein Agieren mit dem Pferd nicht möglich.

Pferde fordern Geduld

Folgende Aussage von Mark Rashid ist beeindruckend und trifft es sehr gut: „Verlierst du die Geduld, verlierst du dein Pferd!" Pferde sind wie kaum ein anderes Wesen äußerst geduldig. Mit welch unermüdlicher Geduld ertragen sie die Einfältigkeit von uns Menschen? Ich will hier nicht den Finger auf andere richten. Nein, ich will bei mir beginnen, und ich darf gestehen, dass ich nicht nur in der Vergangenheit die Geduld meiner Pferde sehr beansprucht habe.

In der täglichen Auseinandersetzung mit den Pferden stelle ich immer wieder fest: Ich bin immer noch zu grob, zu grob für die feine Kommunikation der Pferde. Ich stelle immer wieder fest: Es geht noch sanfter, es ist noch weniger nötig, um sie anzusprechen. Die Pferde sind so subtil und fein in ihrem Verstehen, dass ich mir manchmal wie ein Elefant im Porzellanladen vorkomme. Ich will gar nicht an die Dinge denken, die ich in der Vergangenheit tat, als ich noch auf der Ebene des Turnierreiters war. Aus Unwissenheit und aus Unbewusstheit heraus strapazieren wir unsere Pferde, und sie ertragen geduldig, bis wir in der Lage sind, zu verstehen. Bis wir bewusst genug geworden sind, so fein mit ihnen zu kommunizieren, dass es keiner physischen Hilfen mehr bedarf.

Ich weiß, dass dies möglich ist. Viele machen uns das heute bereits vor. Ich befinde mich noch auf dem Weg. Es ist übrigens ein sehr spannender Weg, denn wir dürfen nicht nur uns immer besser verstehen lernen, sondern die gesamte Natur und damit die Schöpfung. Es ist ein großartiger Bewusstwerdungsprozess, der durch die Pferde eingeleitet und begleitet wird.

Der „Ruf der Pferde" spricht unsere tiefste Sehnsucht nach ihrer Nähe an.

Viele Teilnehmer meiner Ausbildungen und Kurse erzählen mir, wie sie sich aus oftmals unerklärlichen Gründen von den Pferden angesprochen fühlen. Es sind Menschen, die in ihrem Leben vielleicht nie einen Kontakt zu Pferden hatten und plötzlich einen unwiderstehlichen Drang in sich verspüren, sich den Pferden auf irgendeine Weise zu nähern. Sie wissen oft nicht, wie sie diesem inneren Drang gerecht werden können, da die meisten das Pferd immer noch mit strengen Reitstunden und jahrelangem harten Training in Verbindung bringen, was ab einem gewissen Alter nicht mehr möglich erscheint.

Ich nenne dieses Phänomen „Ruf der Pferde". Es ist ein Verlangen, das in der menschlichen Seele schlummert, ein Verlangen zurück zur Natur. Pferde bilden hier die Brücke. Sie führen uns, da sie Teil der Natur sind, zurück zu ihr.

Pferde leben vor allem auf der körperlichen, emotionalen und über ihren Instinkt auch auf der spirituellen Ebene. Im Zusammensein mit ihnen kann wieder ein Gleichgewicht in uns entstehen, da wir, wenn wir mit dem Pferd auf einer

Wellenlänge schwingen wollen, aus der Überaktivität des Verstandes heraustreten müssen und uns auf die körperliche, emotionale und spirituelle Ebene begeben dürfen.

Wer glaubt, er kann nach Büroschluss zum Pferd gehen und dort weitermachen, wo er im Büro gedanklich aufgehört hat, irrt gewaltig. Eine Kommunikation auf Verstandesebene ist mit dem Pferd nicht möglich, da das Pferd nur über eine geringe mentale Kapazität verfügt. Daher gibt es leider immer noch viele Verständigungsprobleme zwischen Mensch und Pferd, da vielen Menschen nicht bewusst ist, dass Pferde unsere (verbale) Sprache nicht verstehen können. Wir müssen die Sprache der Pferde erlernen, sprich die nonverbale Kommunikation. Wir können sie auch als Körpersprache bezeichnen und müssen lernen, auf emotionaler und spiritueller Ebene zu kommunizieren. Mit spirituell ist gemeint, in sich die Fähigkeit zu entwickeln, in möglichst klaren Bildern zu denken, damit die Kommunikation verständlich empfangen werden kann. Wenn wir klare Bilder senden, gelingt es uns auch, sanft zu sein.

Senden wir klare Bilder, bedeutet es klare Kommunikation.

Was hat das nun alles mit Geduld zu tun? Sehr viel, denn es bedeutet, dass wir Menschen vor allem mit uns selbst Geduld haben dürfen. Pferde sind Meister auf der emotionalen, körperlichen und spirituellen Ebene. Sie benötigen keinen Unterricht, um ein Gleichgewicht in sich zwischen diesen Ebenen herzustellen. Wir sind es, die eine Anleitung benötigen, um wieder in ein inneres Gleichgewicht zurückzufinden. Pferde besitzen energetische Qualitäten, die uns heutigen Menschen durch das moderne (vor allem verstandesgesteuerte) Leben abhandengekommen sind. Sie sind für uns sehr wertvolle Lehrer. Mehr noch als Lehrer sind sie Heiler, denn sie helfen uns, wenn wir uns ihnen aufschließen und ihnen und vor allem uns selbst mit Geduld entgegenkommen. Damit ich die Geduld in mir erringen kann, benötige ich eine besondere Basisqualität:
die Akzeptanz.

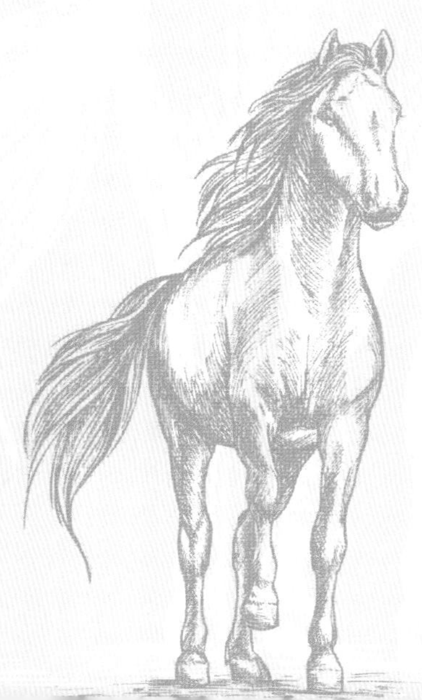

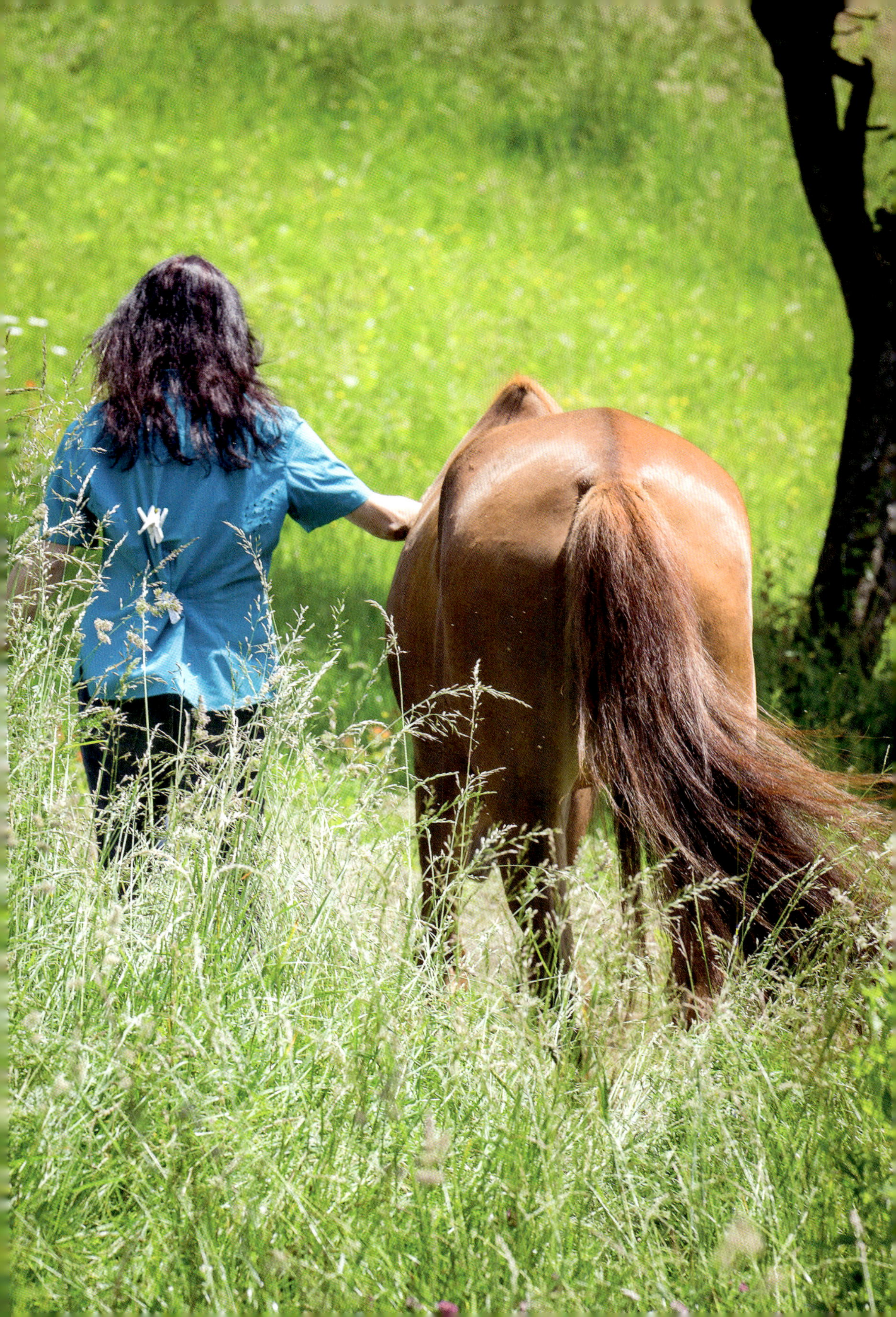

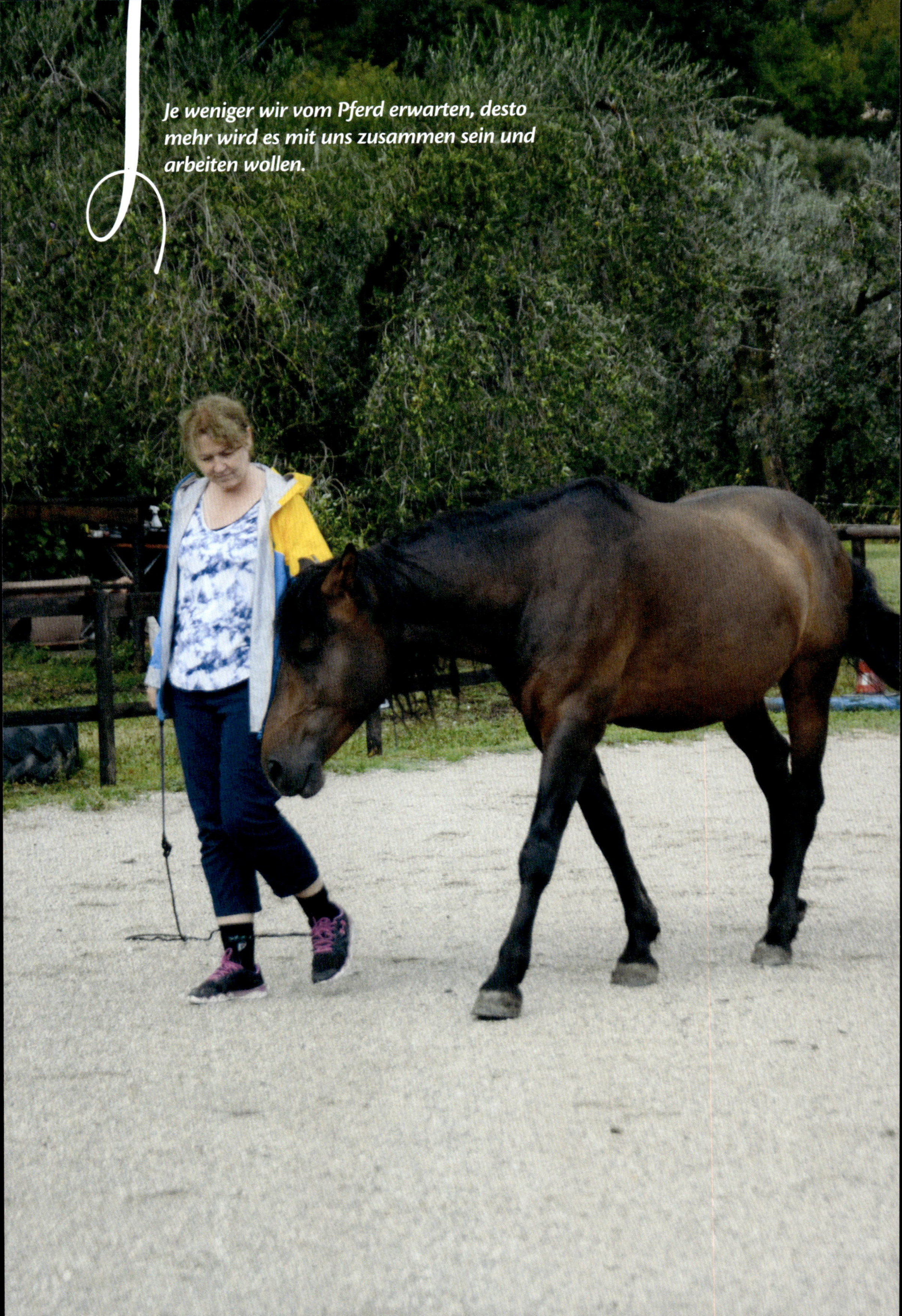

Je weniger wir vom Pferd erwarten, desto mehr wird es mit uns zusammen sein und arbeiten wollen.

Pferde fordern Akzeptanz

Ohne Akzeptanz ist keine Entwicklung, kein Lernen und kein Vorankommen möglich. Unser Verstand oder, besser ausgedrückt, unser Ego schreit dabei laut auf mit dem Hinweis: Wenn du akzeptierst, bleibt alles beim Alten. Oberflächlich betrachtet kann sich ein Akzeptieren so darstellen. Bei genauerem Hinsehen wird allerdings sehr schnell klar, dass erst durch das Akzeptieren Veränderungen, Verbesserungen und ein Weiterkommen möglich werden.

Ein Beispiel: Du befindest dich in einer unangenehmen und schwierigen Lebenssituation, die mehr als veränderungswürdig ist. Du bist gewillt, die Lehren der Pferde anzuwenden. Du willst deine Lebenssituation mit Geduld und Akzeptanz verändern. Bereits an dieser Stelle wird dein Verstand den Einwand bringen, dass du vollkommen realitätsfremd und naiv bist. Denn für den Verstand ist es paradox zu sagen: Ich muss erst die Situation akzeptieren, bevor ich sie verändern kann. Der Verstand wird an dieser Stelle alle nur erdenklichen Punkte aufzählen, die dafür verantwortlich sind, dass die Situation so ist, wie sie ist: nämlich veränderungswürdig, um nicht einen deutlicheren Begriff zu wählen, und damit ist es nicht akzeptabel. Für den Verstand ist eine Akzeptanz dessen, was ist, keine Option, da er nicht erkennen kann, wie mit dieser Haltung eine Verbesserung eintreten soll.

> ***Erst durch Akzeptanz ist Veränderung möglich.***

Der Verstand verstrickt sich in die negativen Aspekte und wird sich immer mehr in das nicht zu Akzeptierende „festbeißen", bis du davon wie „hypnotisiert" bist und keinen Ausweg mehr erkennen kannst. Nun wirst du immer tiefer in die Situation hineingezogen, bis du dich ihr irgendwann ergeben wirst.

Auf diese Weise werden die negativen Aspekte der Situation verstärkt und du verbaust dir immer mehr die Sicht auf eine Lösung oder Verbesserung deiner momentanen Lebenssituation. Alles wird immer nur noch verwickelter und negativer.

Ein anderes Beispiel: Nehmen wir an, du hast dir deinen Kindheitstraum erfüllt. Du hast dir als Kind nichts sehnlicher gewünscht als ein schwarzes Pferd mit langer Mähne. Diesen Wunsch wolltest du dir nun mit einem Friesen erfüllen. Du hast einen schönen Reitstall gefunden und begonnen, Reitstunden zu nehmen. Die Mehrzahl der Reiter sind Springreiter, und sie versuchen, dich ebenfalls für das Springen zu begeistern. Nach einigen Reitstunden mit deinem Friesen wird klar, dass dein Pferd nicht nur nicht die physischen Voraussetzungen mitbringt, sondern du spürst, dass sich dein Pferd immer unwohler und gestresster fühlt. Du hast jedoch nur noch ein Ziel: Springreiten. Bleibst du bei diesem Entschluss, ohne zu akzeptieren, dass dein Pferd weder die physische noch die emotionale und mentale Fähigkeit für dein

Vorhaben mitbringt, wirst du keine große Freude mit deinem Pferd haben. Dein Pferd übrigens auch nicht mehr mit dir. Es wird immer mehr zu Missverständnissen, zu Frustrationen bis hin zum Kampf kommen.

Begegnest du dagegen deinem Pferd mit Akzeptanz, wird sich dein Pferd immer mehr aufschließen und dir Dinge anbieten, die du im starren Erreichenwollen eines Ziels nicht für möglich gehalten hättest. Du akzeptierst dein Pferd mit all seinen Fähigkeiten und Nichtfähigkeiten und öffnest dich auf diese Weise für neue Möglichkeiten und Dimensionen. Gerade Pferde spüren sehr genau, ob wir aus Akzeptanz an sie herantreten oder ob wir eine Erwartungshaltung in uns tragen.

Pferde spüren, ob wir mit Akzeptanz oder einer Erwartungshaltung an sie herantreten.

Eine Erwartung kann sehr viel Druck ausüben und macht es in vielen Fällen für das Pferd unmöglich zu lernen. Druck bedeutet für das Pferd Stress. Emotionaler Druck ist für das Pferd kaum auszuhalten, und je sensibler das Pferd, desto mehr wird es sich in sich zurückziehen, um sich diesem Stress wenigstens teilweise entziehen zu können.

Pferde brauchen wie Kinder eine Atmosphäre, die von Freude und Leichtigkeit getragen ist, damit sie lernen und sich entfalten können. Diese Atmosphäre muss der erwachsene Mensch beim Kind genauso wie beim Pferd herstellen. Dies wiederum setzt eine geistige Reife im Menschen voraus. Immer und immer wieder gelangen wir an diesen Punkt: Der Mensch darf an sich arbeiten, darf geistig und seelisch wachsen, damit er sich adäquat mit Pferden auseinandersetzen kann.

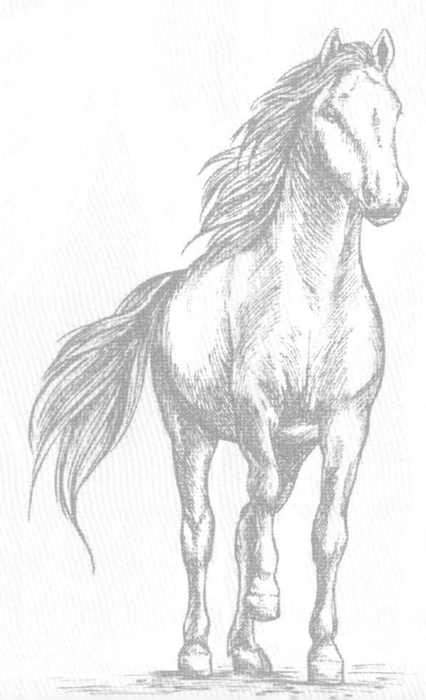

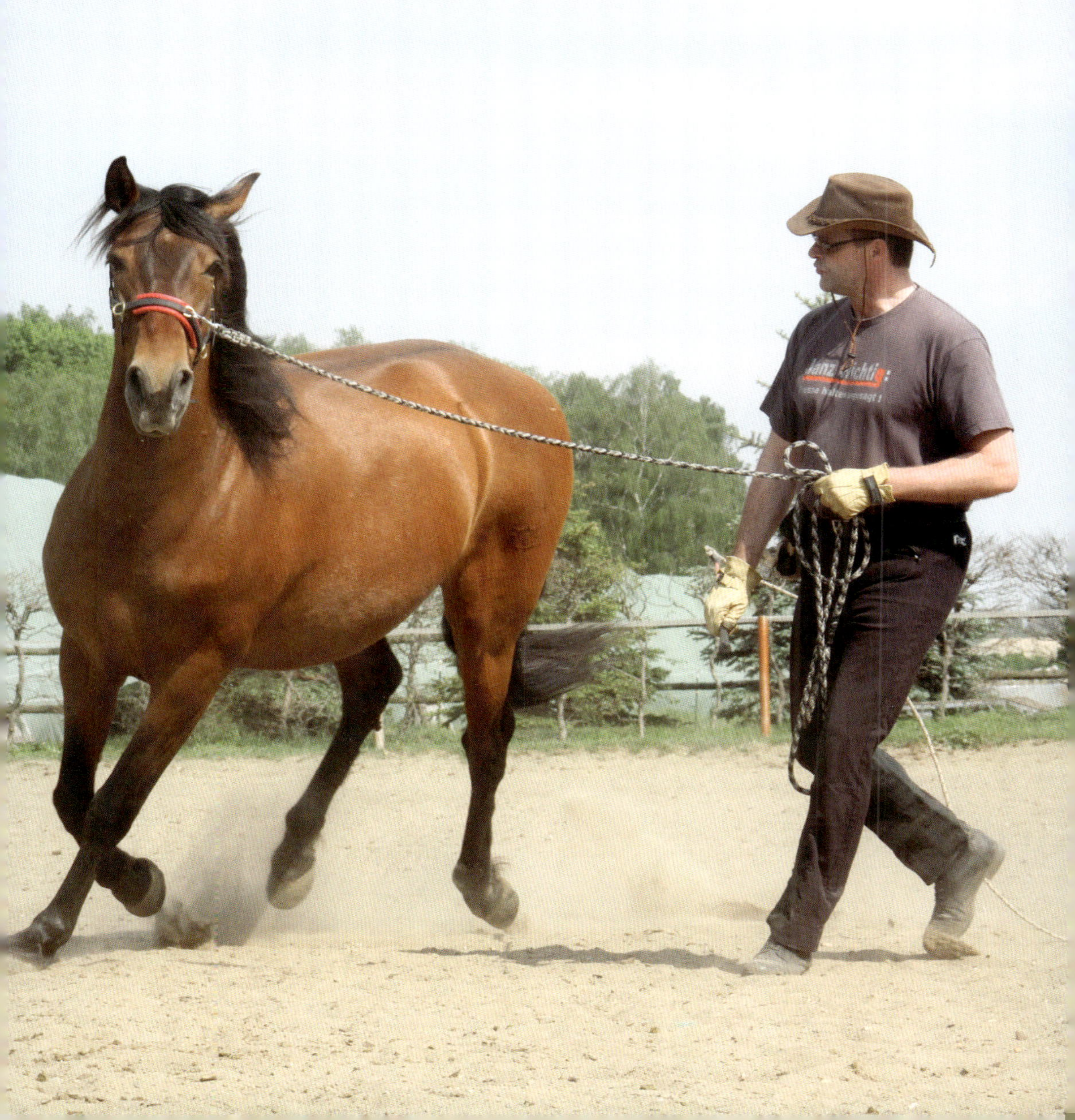

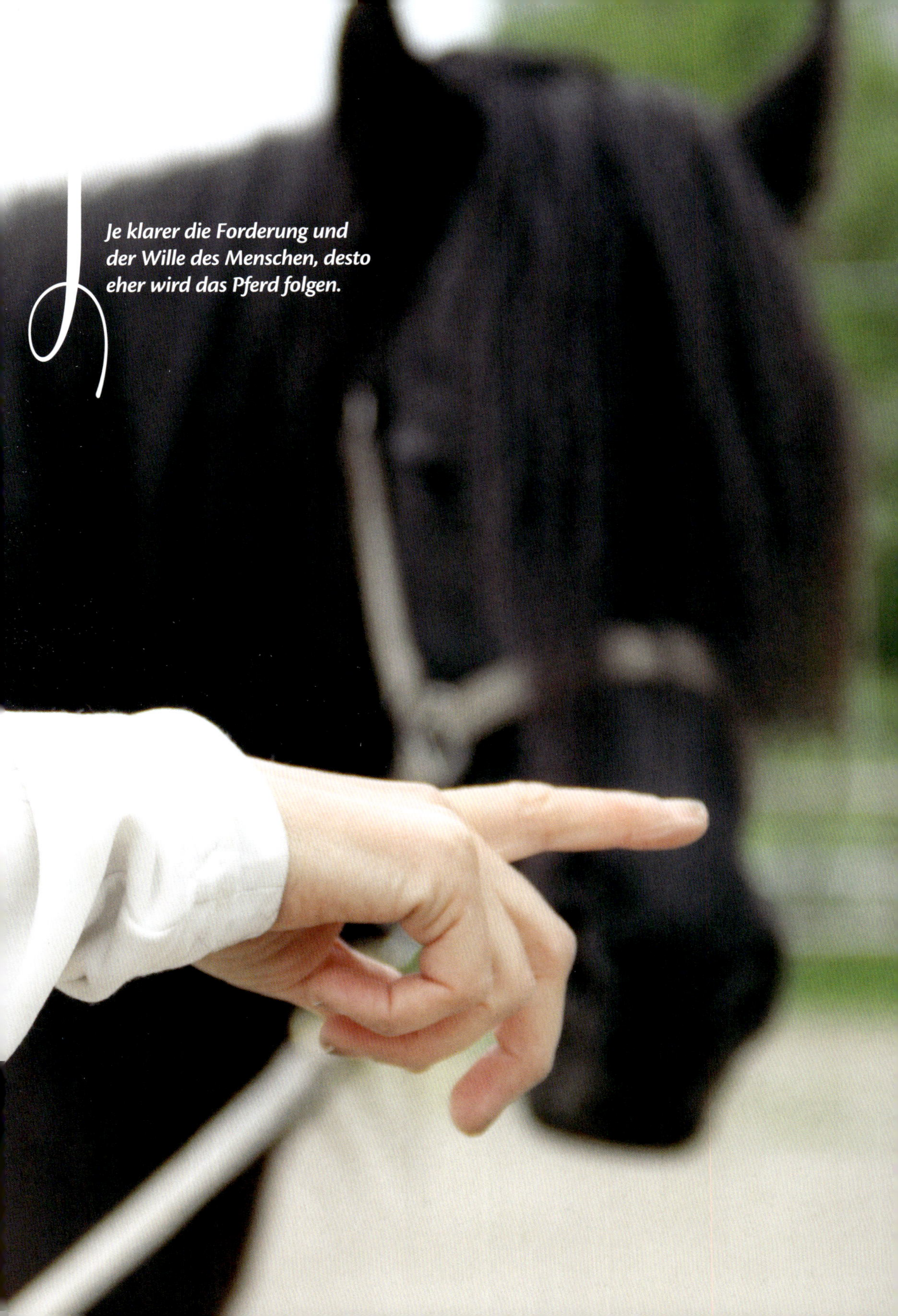

Je klarer die Forderung und der Wille des Menschen, desto eher wird das Pferd folgen.

Pferde fordern Ernsthaftigkeit

Mit Ernsthaftigkeit ist hier keinesfalls Starrheit, Strenge und Verkrampfung gemeint, vielmehr ist gemeint, sich selbst ernst zu nehmen. Wir alle kennen diese inneren Stimmen, die es darauf anlegen, alles in einem verurteilenden Stil zu kommentieren. Sie kommen aus den konditionierten Wesensanteilen (Teilpersönlichkeiten) in uns. Diese Teilpersönlichkeiten sind vergleichbar mit Parasiten, die sich von der Energie ihres Wirts ernähren. Diese Einflüsterungen sind negativ, herablassend, abwertend, nicht wertschätzend, und sie legen es darauf an, dass du dich als Persönlichkeit nicht ernst nimmst.

Das Pferd fragt: „Meinst du das, was du verlangst, auch wirklich ernst?"

Das Pferd fragt uns ständig: „Meinst du das, was du von mir verlangst, auch wirklich ernst?" Spürt das Pferd eine noch so subtile Inkongruenz (Unstimmigkeit) in unseren Anforderungen, wird es die Übung nicht ausführen. Es erfühlt, dass hinter der Forderung eine Ungereimtheit ist, und damit kann die Forderung nicht ernst gemeint sein.

Natürlich sind das keine bewussten Überlegungen, die im Pferd ablaufen. Das Pferd reagiert instinktiv auf Energien. Sind diese klar und eindeutig, kann es die gewünschten Reaktionen zeigen. Im Zweifelsfall wird es sich für eine andere Option entscheiden, je nach Charakter. In solchen Situationen werden sich viele Pferde für das Nichtreagieren entscheiden, da Pferde Energiesparer sind und erst mal keine Energie vergeuden wollen.

In den ersten Stufen der Ausbildung zum Raidho Healing Horses Trainer werden von den Teilnehmern sehr einfache Übungen erfragt, wie unter anderem das Platzeinnehmen des Pferdes.

Ohne das Pferd zu berühren, nehmen wir den Platz des Pferdes ein, um ihm zu kommunizieren: „Ich kann dich bewegen." Das ist eine Dynamik, die ständig im Herdenverband angewandt wird. Das heißt, das ranghöhere kann den Platz des rangniederen Pferdes einnehmen. In den Kursen hilft uns diese Übung, mehr Bewusstsein über unsere Außenlebenssphäre und ein erhöhtes Raumbewusstsein zu entwickeln.

Eine scheinbar sehr einfache Vorgehensweise, aber wenn man als Übungspartner oder Lehrmeister ein Pferd hat wie Nevada, meine Haflingerstute, ist die Situation schwieriger. Sie erkennt meisterhaft Ernsthaftigkeit beziehungsweise wenn es jemandem an Ernsthaftigkeit mangelt. Die meisten Teilnehmer schaffen es nicht, zumindest nicht in den ersten Stufen der Ausbildung, Nevada zu verschieben, da in den unteren Stufen die Kraft der Ernsthaftigkeit noch nicht ausreichend erwacht ist. Es ist die Kraft des dritten Chakras, dort, wo unsere ureigenste Macht und Kraft verborgen liegen. Verborgen so lange, bis wir beginnen, sie zu befreien.

Pferde brauchen macht- und kraftvolle Menschen. Im Zusammensein mit Pferden ist das

Kraftzentrum der Ernsthaftigkeit von immenser Bedeutung, denn solange wir uns nicht selbst in unserer Macht und Kraft erkannt haben, kann sich das Pferd uns nicht wirklich anvertrauen. Das bewirkt im Pferd latenten Stress. Das wird zu einem Problem, wenn wir aus mangelnder Ernsthaftigkeit heraus Forderungen an das Pferd stellen, denen wir energetisch nicht gewachsen sind, und vom Pferd verlangen, uns zu folgen. In solchen Situationen kann es zu mehr oder weniger gefährlichen Reaktionen vonseiten des Pferdes kommen, da es unsere mangelnde Ernsthaftigkeit fühlt und sich gleichzeitig gezwungen sieht, etwas zu tun, was womöglich eine Gefahr bedeutet.

Die heilende Kraft der Pferde dabei ist, dass sie uns auffordern, uns unserer Macht und Kraft bewusst zu werden. Diese Macht und Kraft, die die Pferde von uns fordern, haben wir dann im Alltag zur Verfügung, um unsere Pläne und Ziele erreichen zu können, und sie unterstützt unseren Organismus, gesund und kraftvoll zu sein.

Übung – Aktivierung des dritten Chakras

Folgende Übung machen wir mit unserem Trainingspartner Pferd, aber sie kann jederzeit auch in den Alltag mit Kollegen und Freunden integriert werden. Die Aufgabe dabei ist, das Pferd zu „verschieben". Dazu müssen wir uns erden und uns verwurzeln, denn nur durch eine gute Verwurzelung beweisen wir Standfestigkeit.

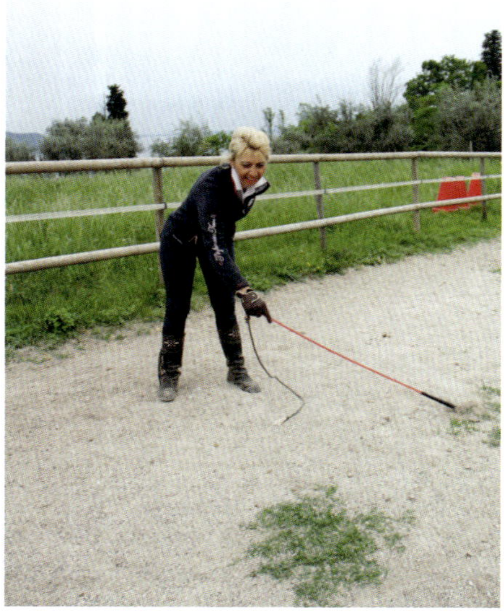

Raumeinnehmen: Lege mithilfe eines Sticks einen Kreis um dich herum fest.

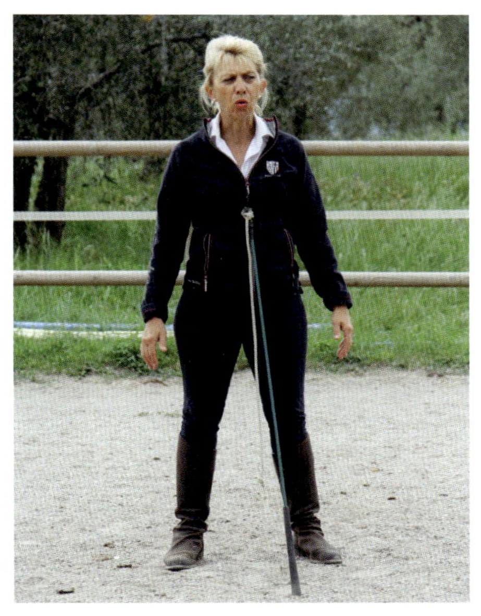

Stehe auf beiden Fußflächen und erde dich. Die beiden Außenkanten der Füße bilden dabei eine Linie mit unseren Außenkanten der Schultern. Die Knie sind leicht gebeugt und das Becken etwas nach hinten gekippt.

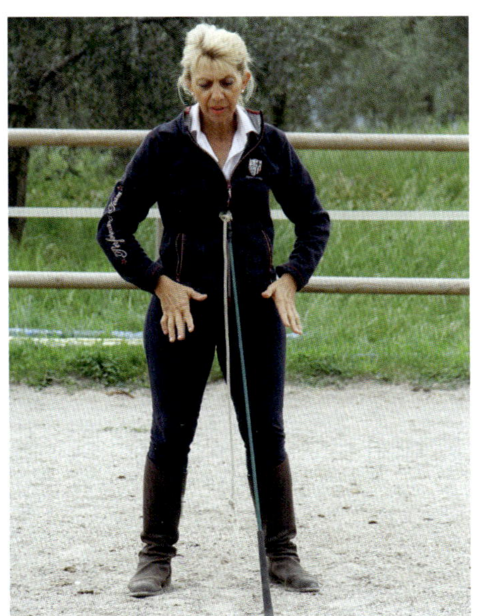

Atme tief in das Bauchzentrum ein, lasse die Luft durch die Beine in den Boden fließen und verbinde dich mit den Wurzeln der Mutter Erde. Schließe die Augen. Dann atme aus, die Wölbung des Bauches zieht sich dabei etwas zurück. Atme einige Male tief ein und aus!

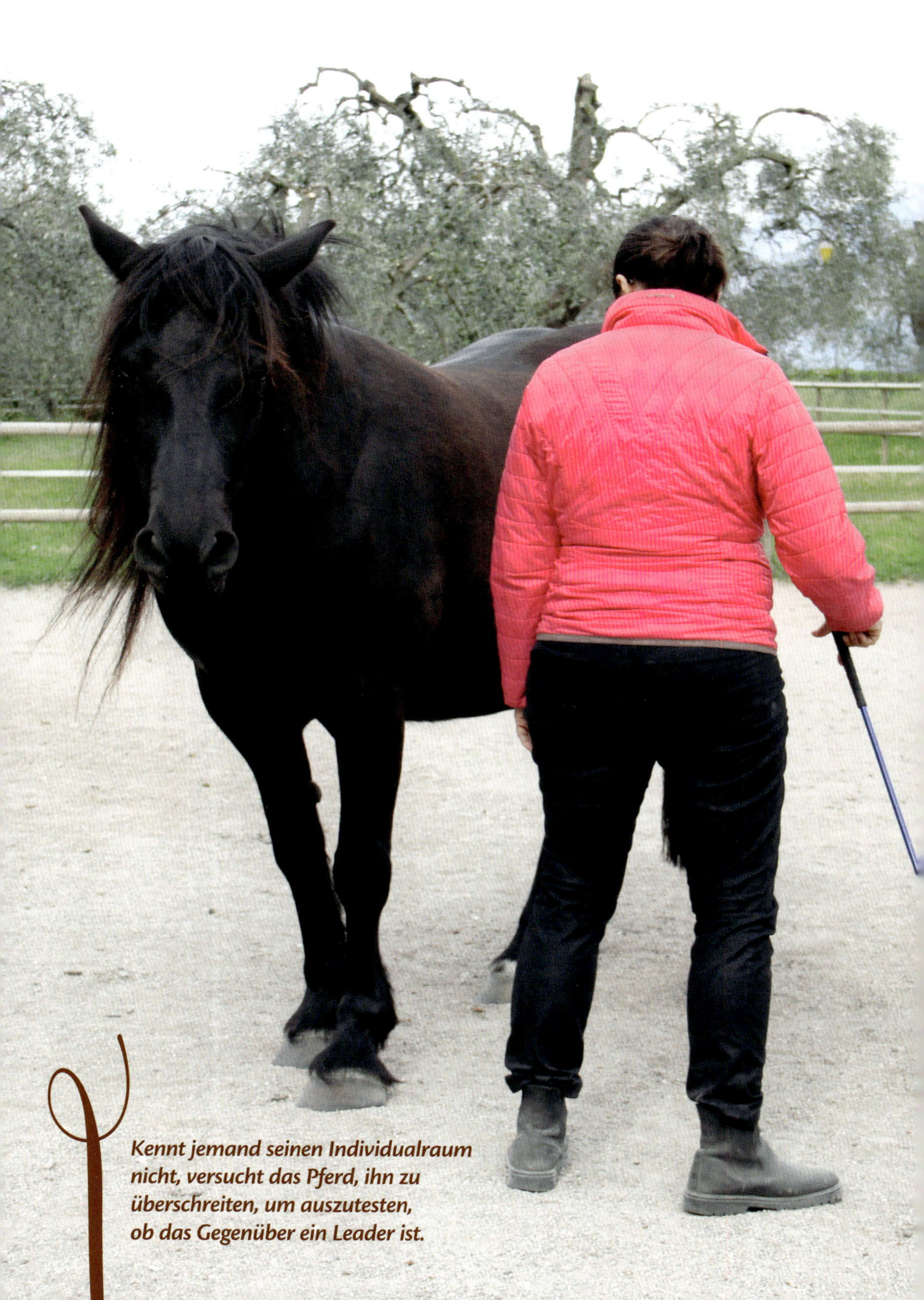

Kennt jemand seinen Individualraum nicht, versucht das Pferd, ihn zu überschreiten, um auszutesten, ob das Gegenüber ein Leader ist.

Der Individualraum

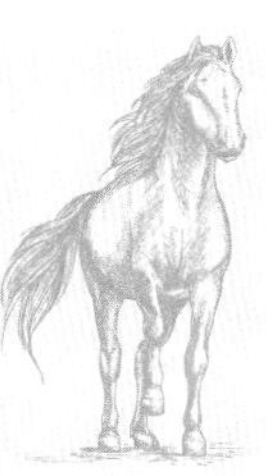

Bevor ich von den Pferden von der Notwendigkeit meines Raums und der Fähigkeit, meinen Raum zu wahren, lernte, war ich mir nicht bewusst, überhaupt über einen Individualraum zu verfügen.

Die Konsequenz aus meiner Unbewusstheit war, dass ich nicht wusste, wo ich energetisch anfing und wo ich aufhörte. Mit einem Wort: Ich war ein grenzenloses Wesen. Damit konnte ich auch keine Grenzen setzen. Ich konnte nicht Nein sagen und fühlte mich jedes Mal unwohl, wenn ich es doch tat, da ich das Gefühl hatte, den anderen zu verletzen.

Grenzen setzen heißt, über einen Individualraum zu verfügen.

Ich sagte viel zu oft Ja und ließ Dinge geschehen, die mich frustrierten, aus der Unfähigkeit heraus, Grenzen zu setzen. Ich wurde energetisch mitunter ausgebeutet, da andere, meist unbewusst (und auch nicht mit böser Absicht), meine Energien anzapften und mich auslaugten, um nicht zu sagen aussaugten.

Ich ließ Menschen in meinen energetischen und physischen Raum, obwohl ich spürte, sie tun mir nicht gut. Doch ohne ein Bewusstsein weder meines äußeren und noch weniger meines inneren (energetischen) Raums hatte ich keine Möglichkeit, mich zu schützen.

In der Auseinandersetzung mit meinem Pferd wurde die Tatsache, dass ich nicht in der Lage war, Grenzen zu setzen, verhängnisvoll. Ständig testen sie uns, ob wir auch in der Lage sind, unseren Raum zu wahren. Folgende Übung zeigt, wie präzise das Pferd im Austesten unserer Fähigkeit ist.

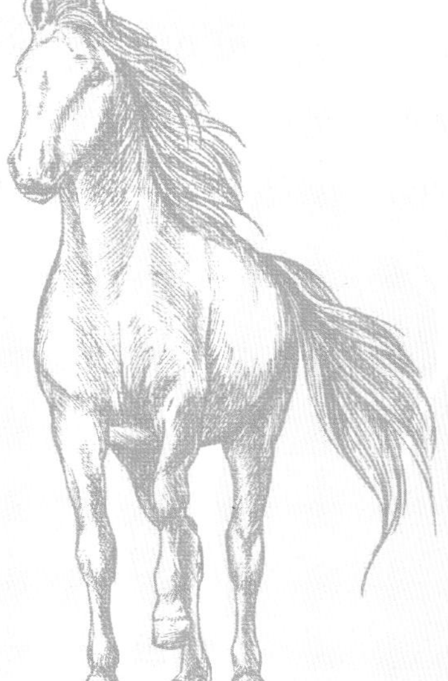

Übung – Festlegen des Individualraums

Um deinen Individualraum festzulegen, solltest du deine beiden Arme nach vorn ausstrecken und dich mit geschlossenen Augen um die eigene Achse drehen. Mit dieser Übung hast du die Minimalgröße deines Individualraums beschrieben. In meinen Kursen fordere ich meine Teilnehmer auf, diesen Raum durch das Hinzunehmen einer Gerte oder eines Sticks zu vergrößern. Du zeichnest einen Kreis um dich herum und lebst dich in diesen Raum ein. Diese Übung lässt sich am besten auf einem Sandplatz ausführen, da man hier den Kreis am besten sehen kann. Nun nimm dein Pferd an ein langes Seil. Das Pferd sollte vor dir, außerhalb deines Raums, ruhig stehen bleiben. Jeden Versuch vonseiten deines Pferdes, in den Raum eindringen zu wollen, korrigierst du. Du wirst sehen, es wird immer versuchen, vor allem dann, wenn du „nicht anwesend" bist, in deinen Raum vorzudringen. Gelingt es dem Pferd, dich aus dem Zentrum deines Individualraums zu verschieben, ist für das Pferd die Rangfolge klar. Derjenige, der verschoben wird, ist rangniedriger.

Diese ganz einfache Übung entwickelt im Menschen ein sehr starkes Bewusstsein seines Raums gegenüber und auch die Fähigkeit, diesen zu wahren. In der Mensch-Pferd-Beziehung ist diese Übung eine wunderbare Möglichkeit, dem Pferd Sicherheit zu vermitteln. Natürlich nur, wenn es mir (Mensch) möglich ist, meinen Raum tatsächlich zu wahren.

Bin ich fähig, meinen Raum zu definieren und zu wahren, dann kann ich mich zentrieren und im Zentrum meines Seins ein Referenzpunkt gegenüber meinen inneren und äußeren Energien werden.

Bin ich ein „Fels in der Brandung", bin ich stark. Ist er es nicht, kann ein starker Mensch schneller gesunden als ein schwacher Mensch.

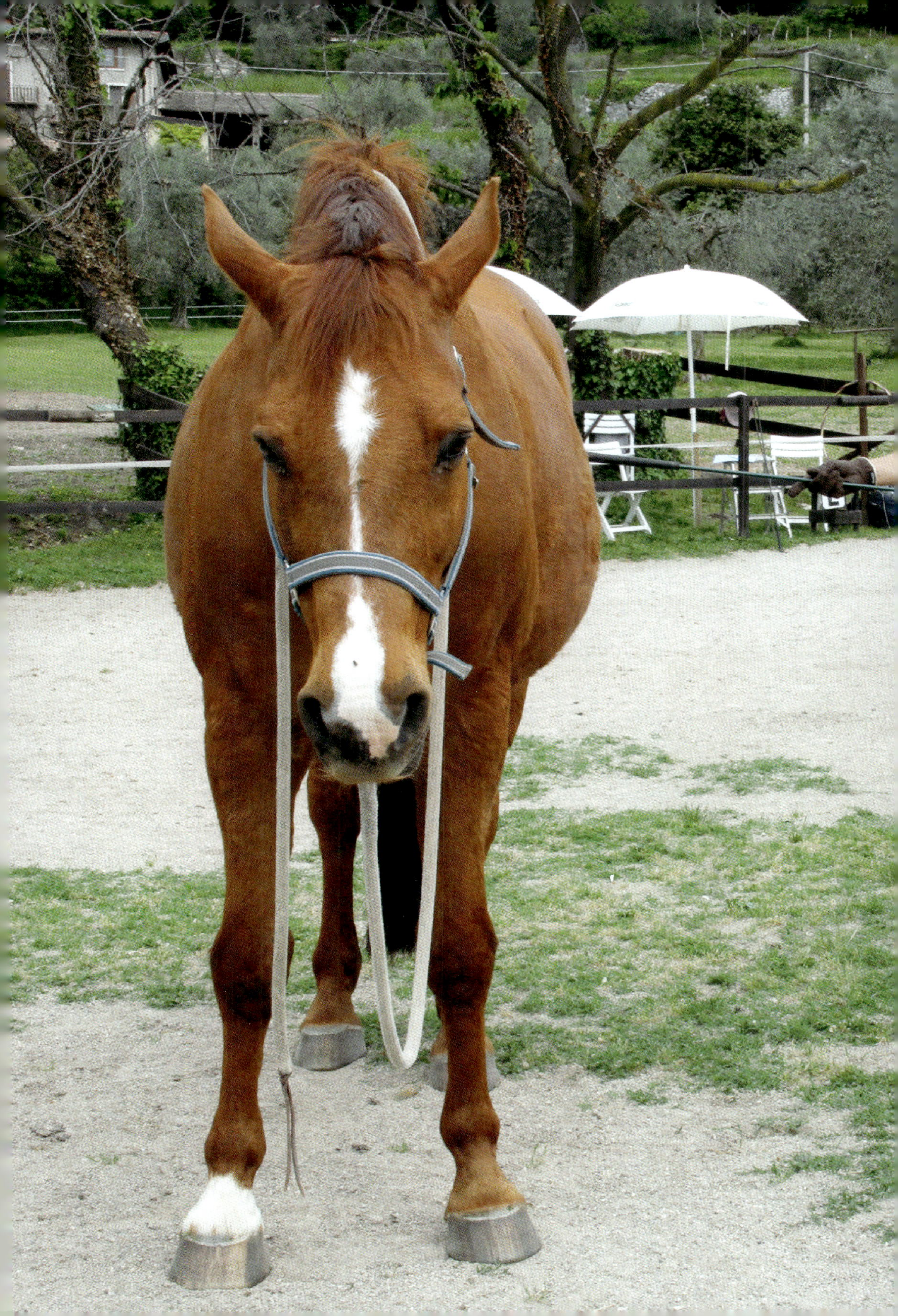

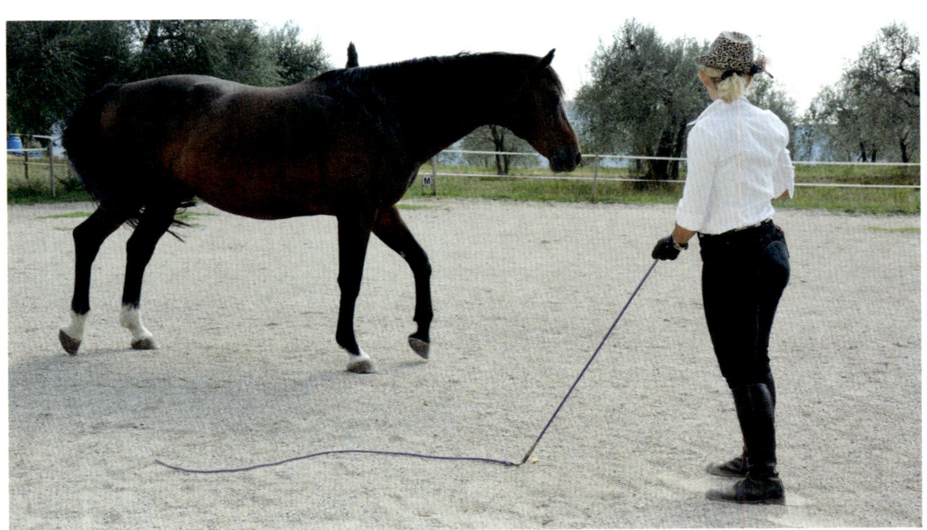

Lege den Raum mit einem Stick fest.

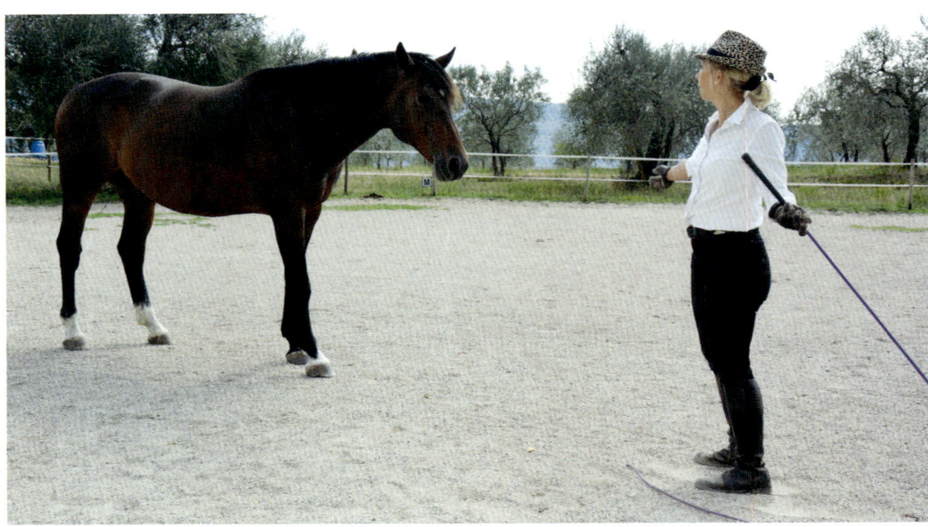

Ziehe zur Verstärkung einen Kreis um dich, um den Individualraum für dich festzulegen. In diesen Kreis darf das Pferd nicht hineintreten.

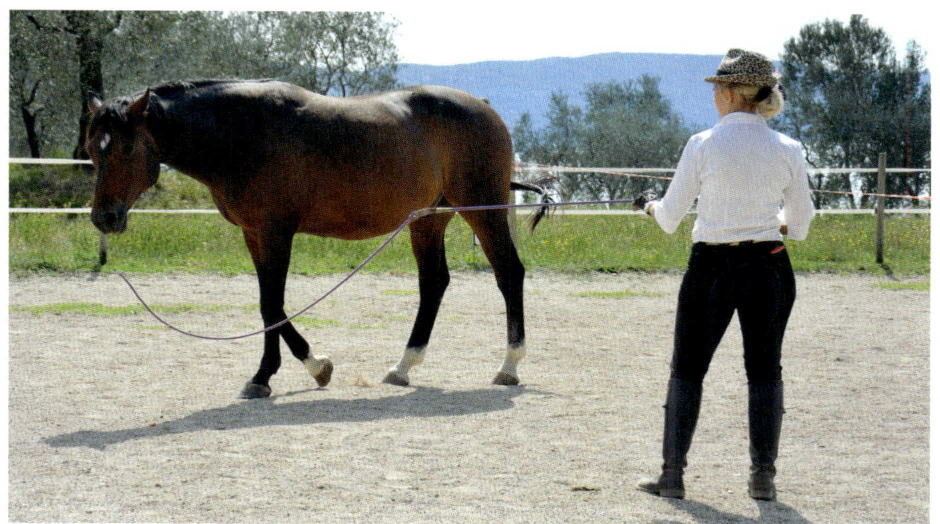

Das Pferd testet ab, ob und wie weit es in den Individualraum vordringen darf.

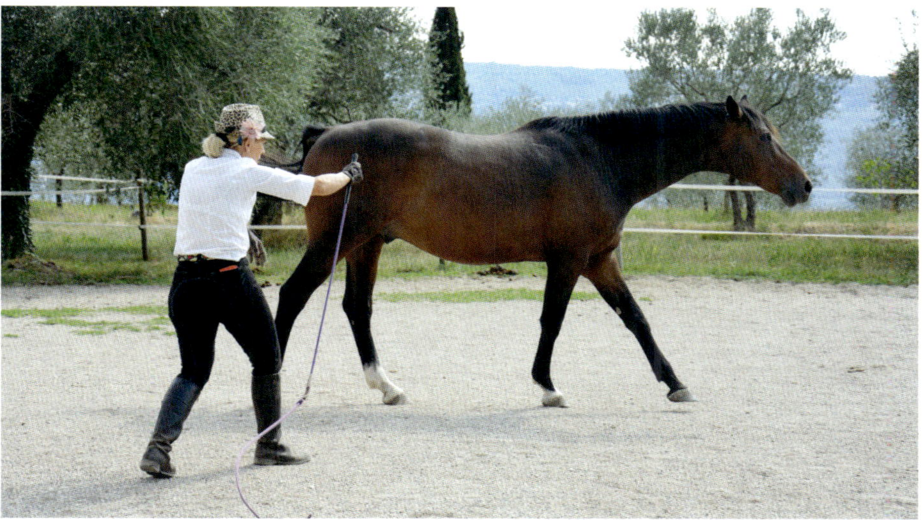

Jeder Versuch des Pferdes, in den Individualraum vorzudringen, muss sofort korrigiert werden. Überschreitet das Pferd die Grenze, wird es zurückgeschickt – am Anfang mit klaren Körperbewegungen und mit der Zeit nur durch Körperpräsenz und mentaler Stärke.

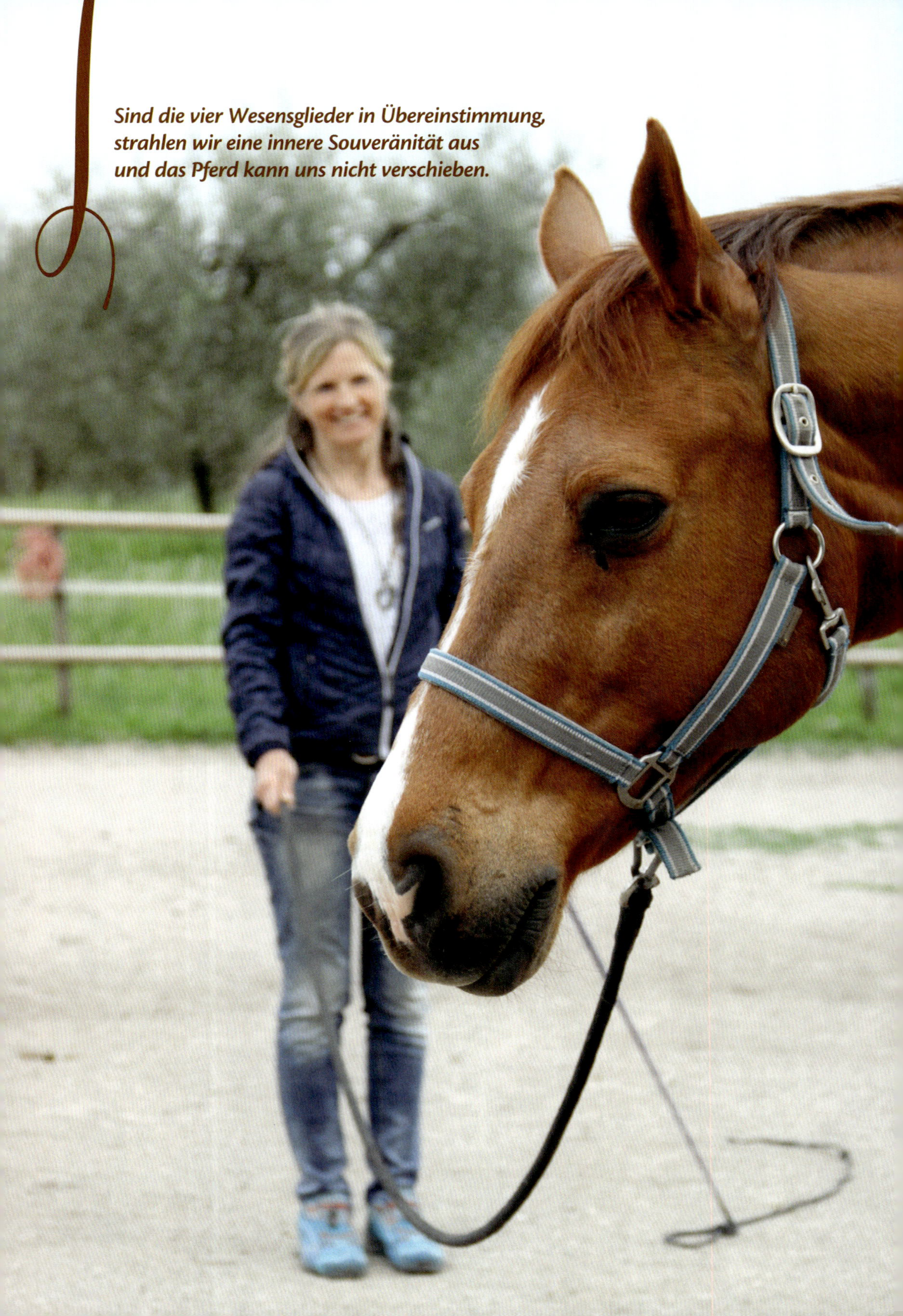

Sind die vier Wesensglieder in Übereinstimmung, strahlen wir eine innere Souveränität aus und das Pferd kann uns nicht verschieben.

Die vier Wesensglieder – Luft, Feuer, Wasser und Erde

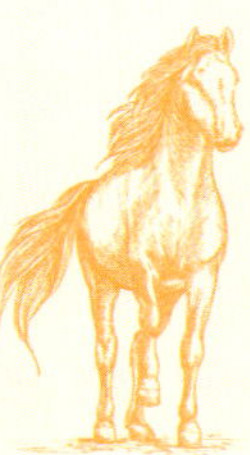

Wir verfügen über vier Wesensglieder, die wir unter unsere Herrschaft bringen müssen. Ich sage absichtlich müssen, denn ohne die Herrschaft über unsere Wesensgliedern sind wir wie ein Blatt im Wind und werden von diesen ständig aus unserem Zentrum verschoben. Was kann man sich unter Wesensglieder vorstellen? Es sind unsere Fähigkeiten des Denkens, Wollens, Fühlens und Handelns. Diese vier Wesensglieder sind den vier Elementen zugeordnet: das Denken dem Element Luft, das Wollen dem Element Feuer, das Fühlen dem Element Wasser und das Handeln dem Element Erde.

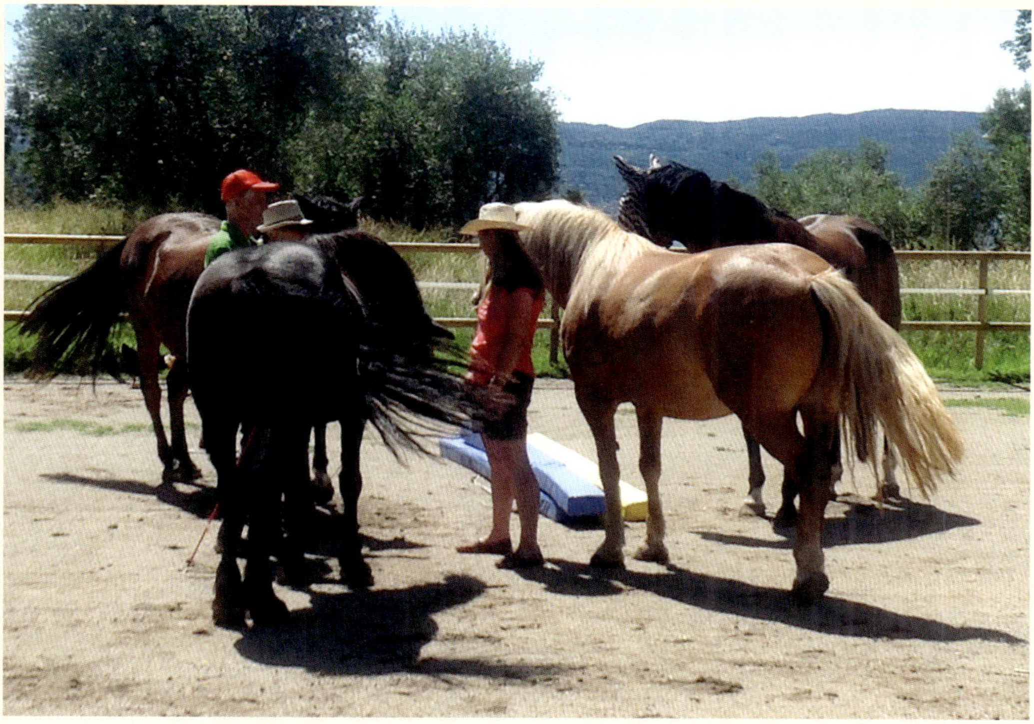

In dieser Situation stellt jedes Pferd ein Wesensglied dar, stärkt die Qualität des Elementes und begleitet den Menschen (Mitte) in seinem Prozess.

Übung – Aktivieren der vier Wesensglieder

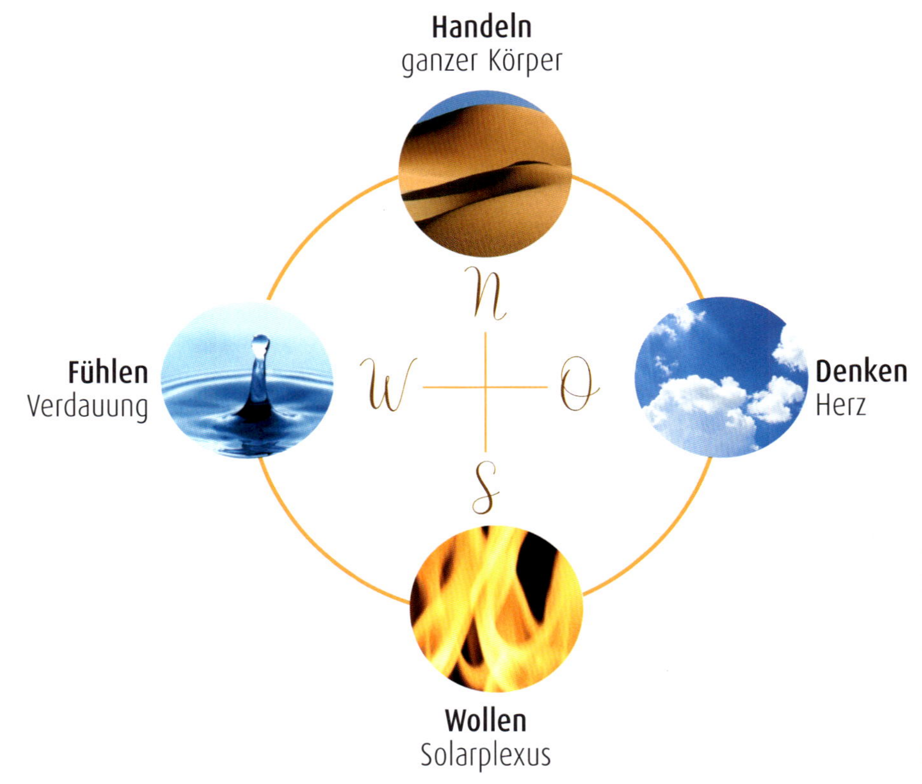

(Illustration: Johanna Böhm)

Stelle dich möglichst auf einen Platz, auf dem du um dich einen Kreis sichtbar zeichnen kannst, deinen Individualraum. Du stehst in der Mitte deines Individualraums und damit im Zentrum deines Reiches. Dieses Reich ist vor allem auf energetischer Ebene zu verstehen. Du richtest dich gen Osten und wirst dir bewusst, dass das die Himmelsrichtung ist, die dem Element Luft zugeordnet ist. Die Luft, die in uns ihre Entsprechung im Denken hat. Schließe deine Augen und fühle dich ein in die Qualität Luft. Vielleicht spürst du die Luft, wie sie deine Wangen streichelt oder wie sie sich sogar schneidend anfühlt. Versuche dich so gut es geht mit dem Element Luft zu verbinden.

Es sind die Kräfte und die Energien dieses Elements, die in uns Menschen wirken. Durch die bewusste Vereinigung mit dem jeweiligen Element können wir in uns die speziellen Energien und Charakteristiken aufnehmen, stärken und fördern. Im Stillen kannst du darum bitten, dass dieses Element dir die notwendige Kraft geben möge für deine weitere Entwicklung und Gesundung (Gesundung immer als Ausdruck von Energie und Kraft). Das Denken entspringt dem Herzen. Dann drehe dich um die eigene Achse

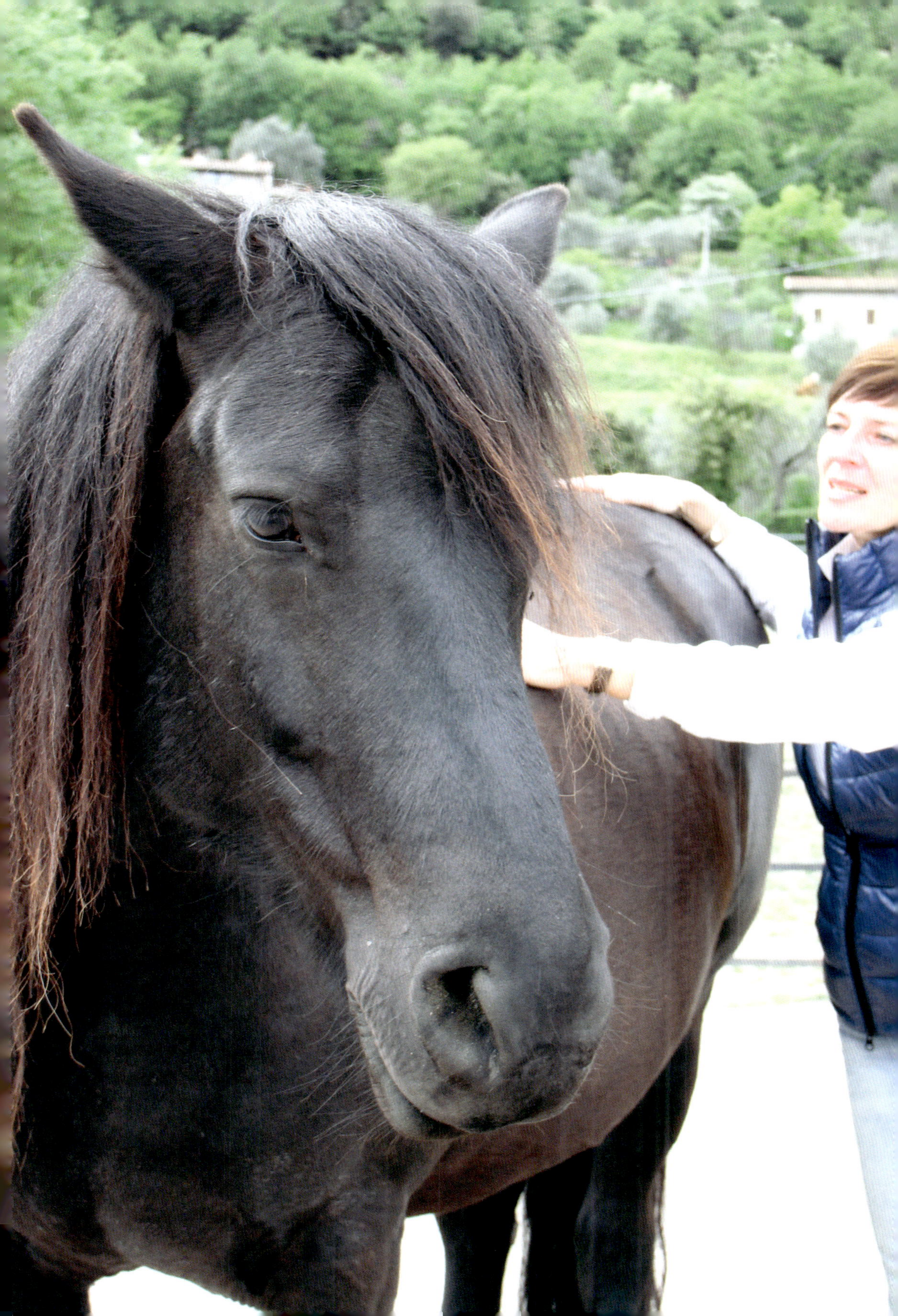

Übung – Aktivieren der vier Wesensglieder

in Richtung Süden und werde dir bewusst, dass diese Himmelsrichtung für das Element Feuer steht. Das Feuer findet in uns die Entsprechung im Wollen. Vielleicht fühlst du die wärmenden Sonnenstrahlen. Die Sonne ist in der Natur ein Ausdruck des Feuerelements. Lebe dich so gut es geht in das Feuerelement ein und versuche, die Energien und Charakteristiken dieses Elements zu erfühlen. Lasse direkt von dem jeweiligen Element Informationen in dich einfließen. Es ist ein direktes Lernen aus und in der Natur.

Im Stillen kannst du darum bitten, dass dieses Element dir die notwendige Kraft geben möge für deine weitere Entwicklung und Gesundung. Das Wollen empfinden wir in unserem Solarplexus.

Nun drehe dich um die eigene Achse weiter in Richtung Westen und werde dir bewusst, dass diese Himmelsrichtung für das Element des Wassers steht.

Das Wasser findet in uns die Entsprechung im Fühlen. Vielleicht befindest du dich in der Nähe eines Baches oder sonstiger Wasserquelle. Wenn nicht, dann stelle dir das Wasser vor, wie es sich in der Natur verhält. Welche Eigenschaften hat das Wasser?

Im Stillen kannst du darum bitten, dass dieses Element dir die notwendige Kraft geben möge für deine weitere Entwicklung und Gesundung. Das Fühlen nehmen wir im Bereich unseres Verdauungstrakts wahr.

Nun drehe dich um die eigene Achse in Richtung Norden und werde dir bewusst, dass diese Himmelsrichtung für das Element Erde steht. Die Erde findet in uns ihre Entsprechung im Handeln. Du befindest dich im direkten Kontakt mit der Erde, denn du fühlst sie unter deinen Füßen. Die Erde gibt dir Halt und Standfestigkeit und das Vermögen, dich zu erden. Lasse dich von „Mutter Erde" belehren und versuche, ein Gefühl der Dankbarkeit der Erde gegenüber zu empfinden. Sie nimmt unsere verbrauchten Energien auf, transformiert diese und versorgt uns mit neuen, aufbauenden und nährenden Energien.

Im Stillen kannst du darum bitten, dass dieses Element dir die notwendige Kraft geben möge für deine weitere Entwicklung und Gesundung. Die Kraft des Handelns spüren wir im ganzen Körper, vor allem über die Fähigkeit des Geerdetseins.

Nun hat sich durch das Drehen um die eigene Achse dein Zentrum noch klarer herausgearbeitet. Genau in diesem Zentrum willst du erstarken und erwachen. Aus diesem Zentrum kannst du in deinem Reich herrschen. Herrschen im Sinne von stark sein, um über die eigenen vier Wesensglieder des Denkens, Wollens, Fühlens und Handelns zu entscheiden.

Du wirst damit das Bewusstsein erringen, dass du über die Impulse aus den verschiedenen Wesensgliedern entscheiden kannst. Wie ein König herrschst du über deine Fürsten (Wesensglieder). Das sollte unser Ziel sein, denn nur so können wir beginnen, ein selbstbestimmtes und starkes Leben zu leben. Dann allerdings werden wir zu einem echten Leader – nicht nur für unsere Pferde.

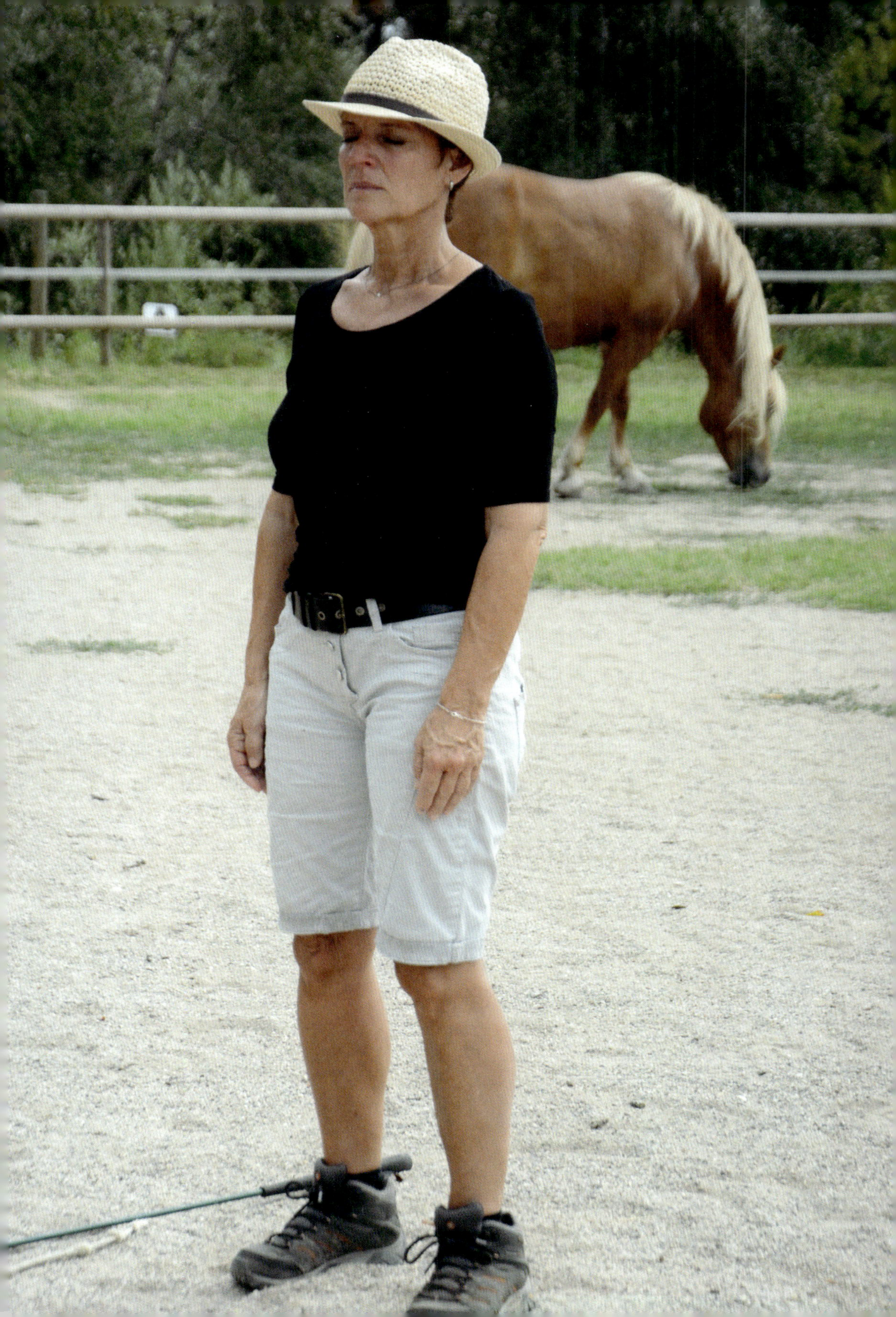

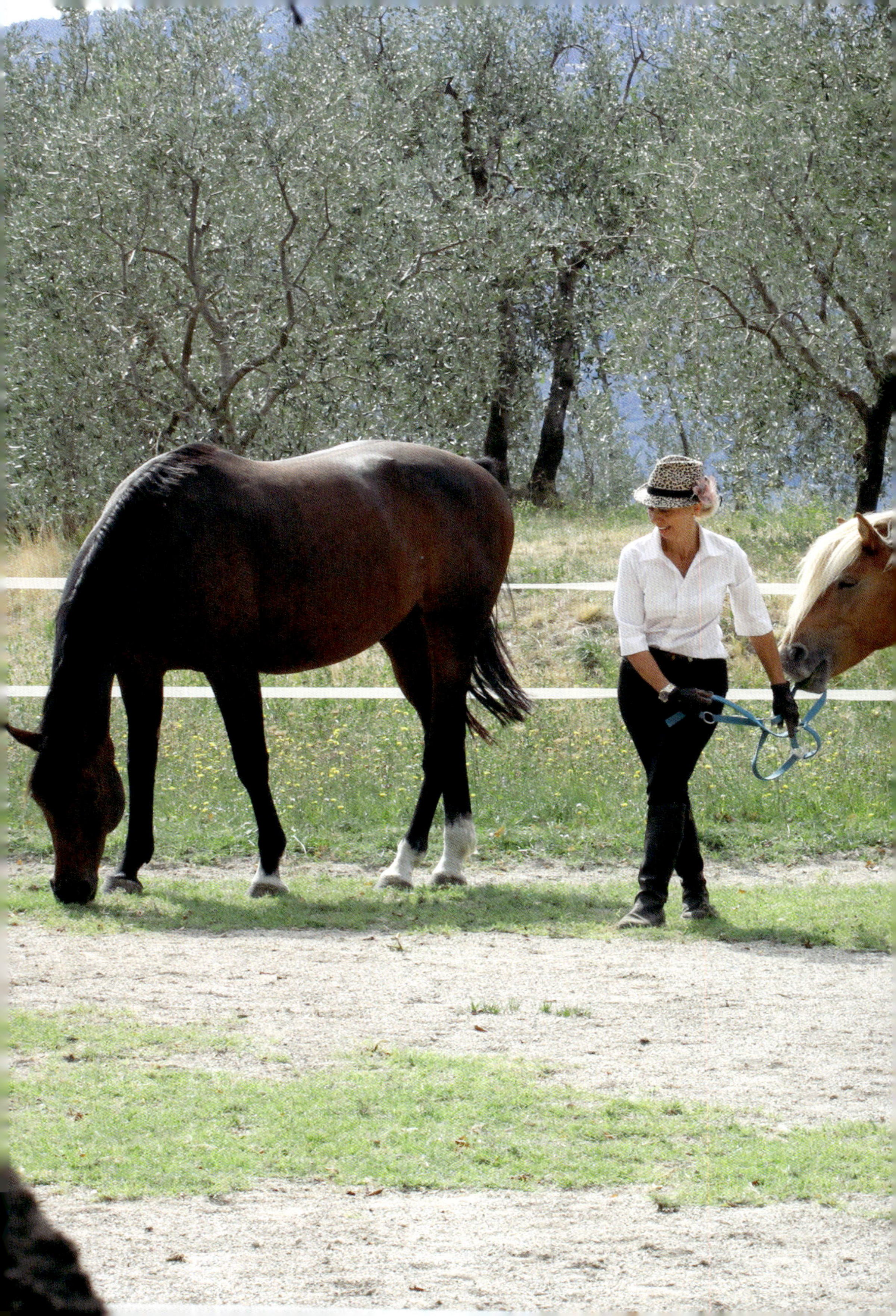

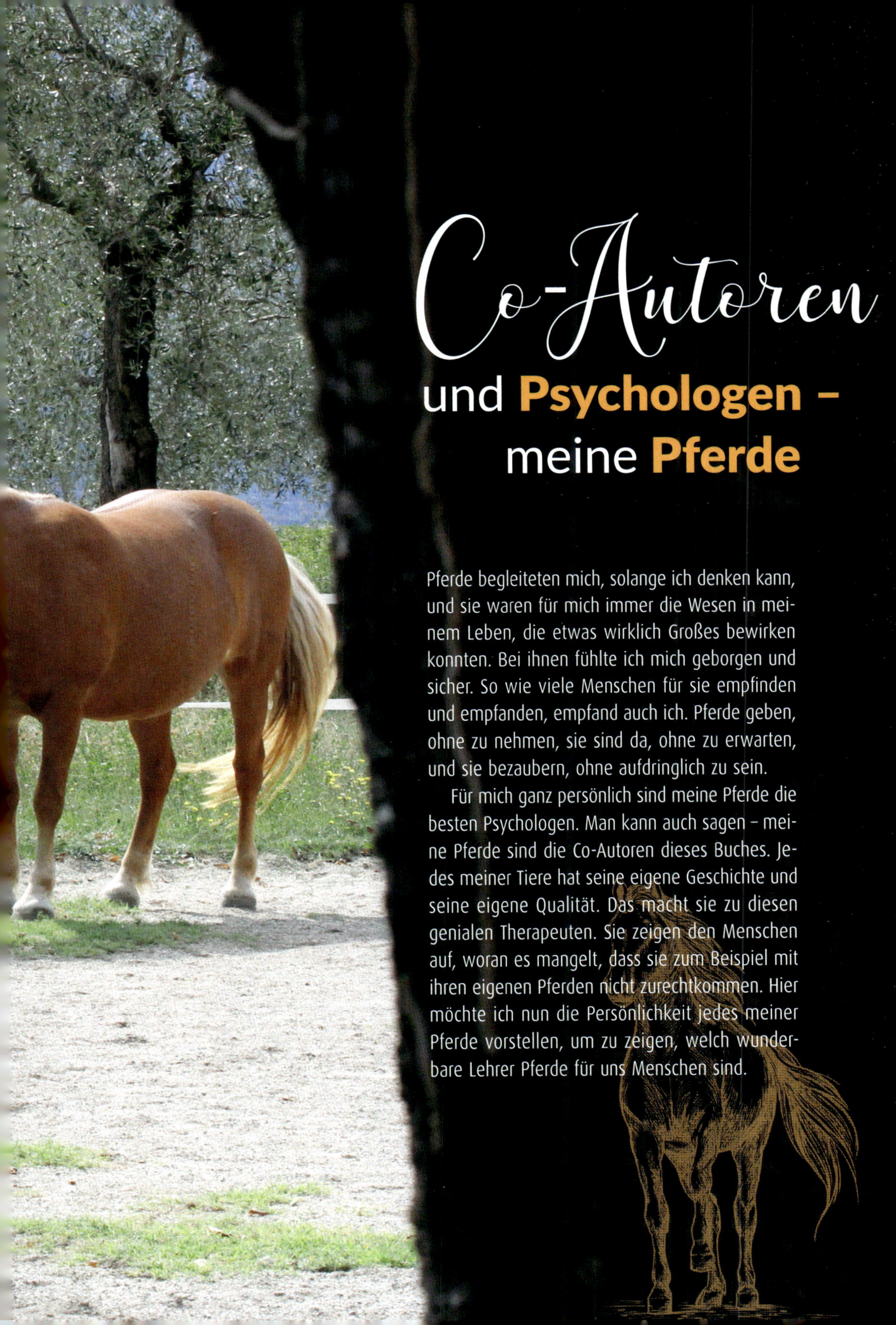

Co-Autoren und Psychologen – meine Pferde

Pferde begleiteten mich, solange ich denken kann, und sie waren für mich immer die Wesen in meinem Leben, die etwas wirklich Großes bewirken konnten. Bei ihnen fühlte ich mich geborgen und sicher. So wie viele Menschen für sie empfinden und empfanden, empfand auch ich. Pferde geben, ohne zu nehmen, sie sind da, ohne zu erwarten, und sie bezaubern, ohne aufdringlich zu sein.

Für mich ganz persönlich sind meine Pferde die besten Psychologen. Man kann auch sagen – meine Pferde sind die Co-Autoren dieses Buches. Jedes meiner Tiere hat seine eigene Geschichte und seine eigene Qualität. Das macht sie zu diesen genialen Therapeuten. Sie zeigen den Menschen auf, woran es mangelt, dass sie zum Beispiel mit ihren eigenen Pferden nicht zurechtkommen. Hier möchte ich nun die Persönlichkeit jedes meiner Pferde vorstellen, um zu zeigen, welch wunderbare Lehrer Pferde für uns Menschen sind.

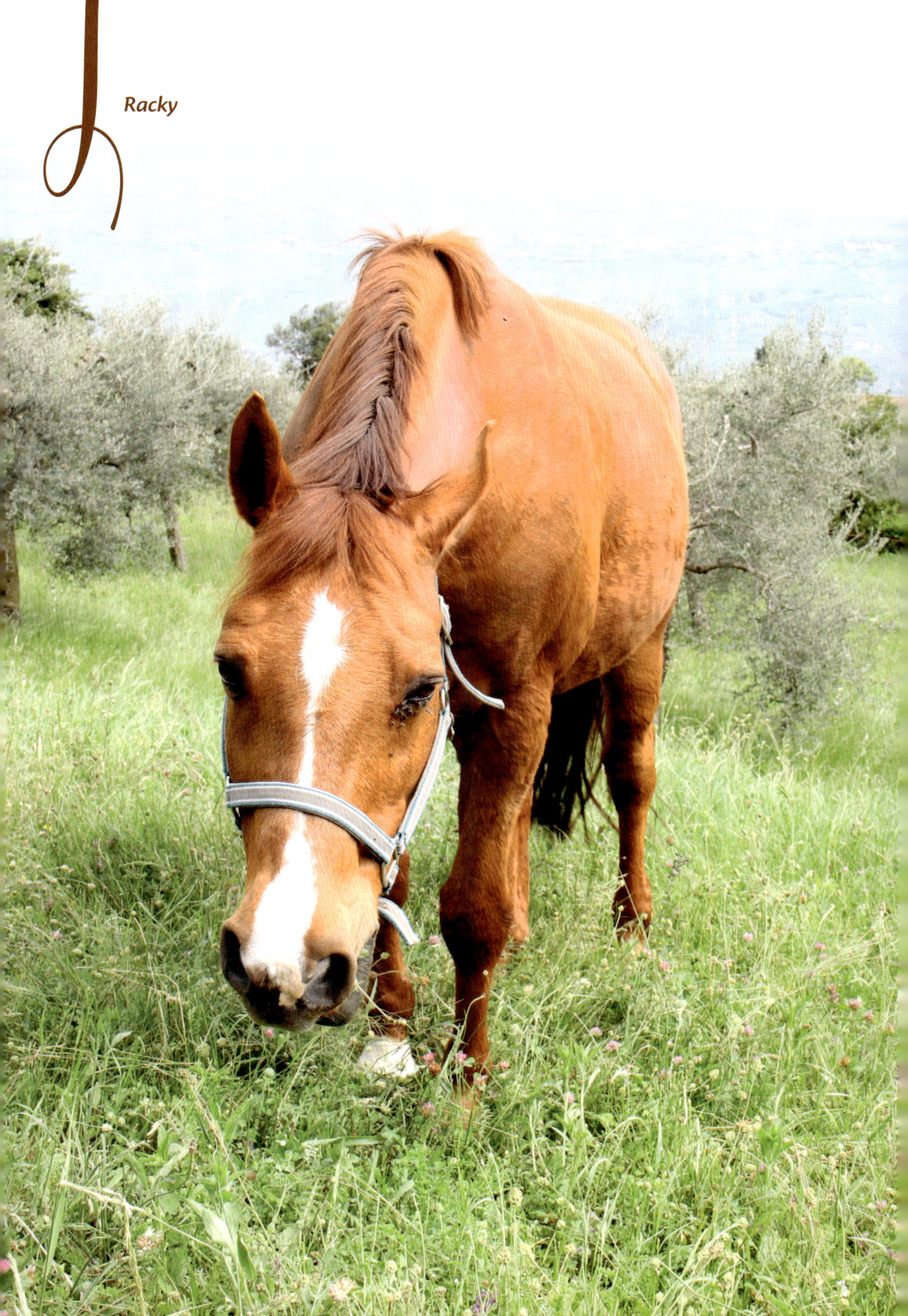

Racky

Racky

Der heilende Lehrmeister

Racky ist ein ganz besonderes Pferd mit stark heilenden Kräften. Vor vielen Jahren befand sich in einem meiner italienischen Kurse eine Frau mit südamerikanischen Gesichtszügen und einer besonderen Ausstrahlung. Am Ende des Kurses kam sie zu mir und berichtete mir: „Nun weiß ich, warum ich diesen Kurs besuchen musste." Und weiter erklärte sie, dass sie bisher keinerlei physischen Kontakt zu Pferden hatte und sehr unschlüssig war, an der Ausbildung „Raidho Healing Horses" teilzunehmen. Ihr innerer Drang war so stark, dass sie sich zum Kurs einschrieb, ohne zu wissen, was sie damit anfangen konnte. Sie offenbarte mir, Racky bereits zu kennen. Sie berichtete, dass sie in den verschiedenen Heilsitzungen, die sie an ihren Klienten vornahm, seit einiger Zeit ein Pferd hinter dem jeweiligen Menschen geistig wahrnimmt. Dieses Pferd unterstütze ihre Heilarbeit, gebe ihr Kraft und Energie und sie erkannte Racky in diesem Pferd.

Ein weiteres Beispiel für Racky's Heilkraft: Marga, eine junge Frau, wollte mehr über das Wesen Pferd erfahren und durch Raidho eine innige Beziehung zu ihrem eigenen Pferd herstellen. Ich forderte sie auf, mit Racky in den Picadero zu gehen und mit ihm aus der Hengstposition zu interagieren. Es geschah nichts und Racky bewegte sich keinen Millimeter von der Stelle. Als Marga nach geraumer Zeit in Ratlosigkeit verfiel, wandte sich Racky langsam und sehr sanft Marga zu. Er kam in ihren Raum und berührte sie mit seinem Maul im Bereich des dritten Chakras. Damit lockerte er innere Energieblockaden, damit diese aufgelöst werden konnten.

Auf äußerer Ebene geschah nichts, man konnte nur beobachten, wie Racky tief atmete und so eine „Energiehülle" um Marga bildete. Marga brach in Tränen aus. Sie wurde durch Racky's Präsenz mit einer alten „inneren Wunde" in Kontakt gebracht. Mit seiner Hilfe konnte sie diesen alten Schmerz, der in die Tiefen ihres Unterbewusstseins abgesunken war, an die Oberfläche holen, in den Schmerz hineingehen und ihn auflösen. Marga war nach der Sitzung mit Racky erleichtert und befreit.

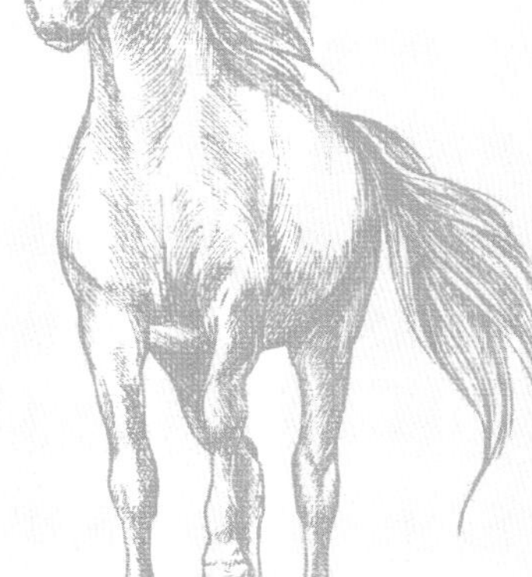

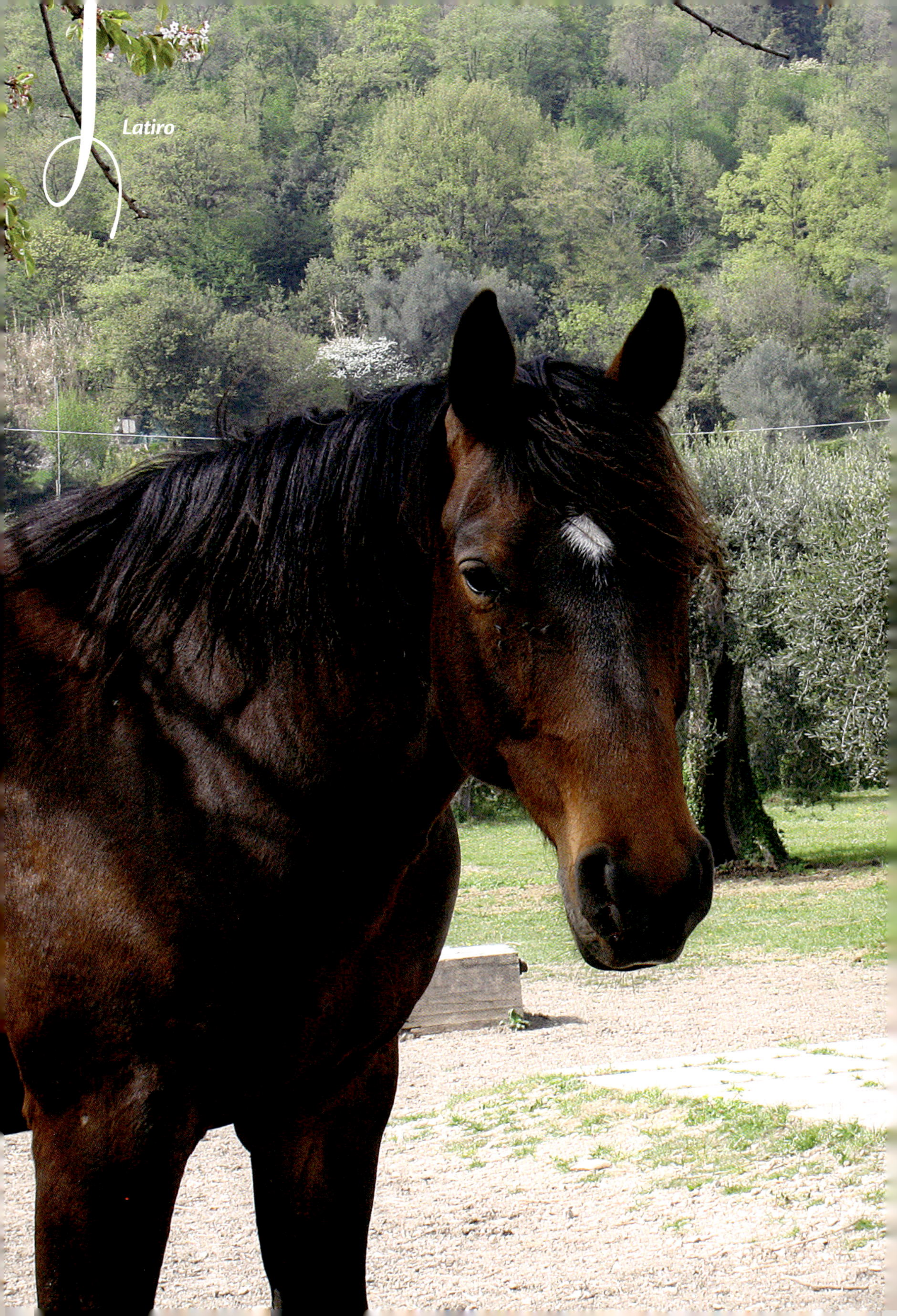
Latiro

Latiro

Der feinfühlige Kommunikator

Latiro, ein deutsches Warmblut, war ein sehr strenger Lehrer in kongruentem Verhalten. Seine Vorbesitzer behaupteten von Latiro, dass er nicht sehr intelligent sei. Das glaubte ich allerdings nicht. Der wunderschöne dunkelbraune Wallach besaß eine sehr warme Ausstrahlung in den Augen und eine feine Herzensenergie. Viele Kursteilnehmer fühlen sich im Tiefsten ihrer Seele durch Latiro berührt.

Die einzige unangenehme Verhaltensweise: An der Longe oder am Arbeitsseil riss er sich ohne Vorwarnung los und galoppierte davon. Welcher Energie entzog er sich? Schnell fiel mir auf, dass Latiro meine Gedanken lesen konnte. Er nahm Übungen vorweg, die ich gedanklich in mir zu gestalten begann. Ich entdeckte, dass Pferde telepathisch kommunizieren und dass es eine ganz normale Kommunikationsform zwischen den Pferden ist.

Latiro war ein hochsensibles Pferd. Schnell geriet er in eine diffuse Unruhe bis hin zu Nervosität. Eine Nervosität, die jedoch nicht mit Angst einherging. Im Gelände, wo andere Pferde leicht verunsichert wurden, ging er mutig voran. Es waren meine inneren Energien, die ihn zu Unruhe und Nervosität führten. In dieser Zeit war ich mir meiner inneren Verspannungen nicht bewusst und meinte, ruhig zu sein. Doch ein so hochsensibles Tier wie Latiro empfang die feinsten Seelenschwingungen. Solch ein Pferd gibt ein klares Feedback darüber, in welcher seelischen Verfassung der Mensch ist. Für Latiro übte jede noch so kleine Spannung einen Druck aus, dem er sich entziehen wollte, und davonlief.

Jetzt musste ich nur noch herausfinden, wie ich in mir zu einer inneren Kongruenz finden konnte, damit er sich in meiner Gegenwart wohlfühlen und mit mir arbeiten konnte. Ich versuchte, meine Gedanken vor allem in seiner Gegenwart unter Kontrolle zu haben. So lernte ich, was wahre Kongruenz ist: ein klarer Gedanke, der von meinem Willen getragen, von meinem Gefühl belebt wird, um so zu einer klaren und sanften Handlung zu gelangen.

Viele Pferde, wie Latiro, werden durch Nicherkennen ihrer „Feinfühligkeit" als dumm oder „nicht zu handeln" eingestuft und landen im Extremfall beim Schlachter. In den meisten Fällen sind es jedoch wir Menschen, die zu grob in ihrem Handeln oder zu unsensibel im Erkennen sind, um diese feinen Zusammenhänge zu erfassen.

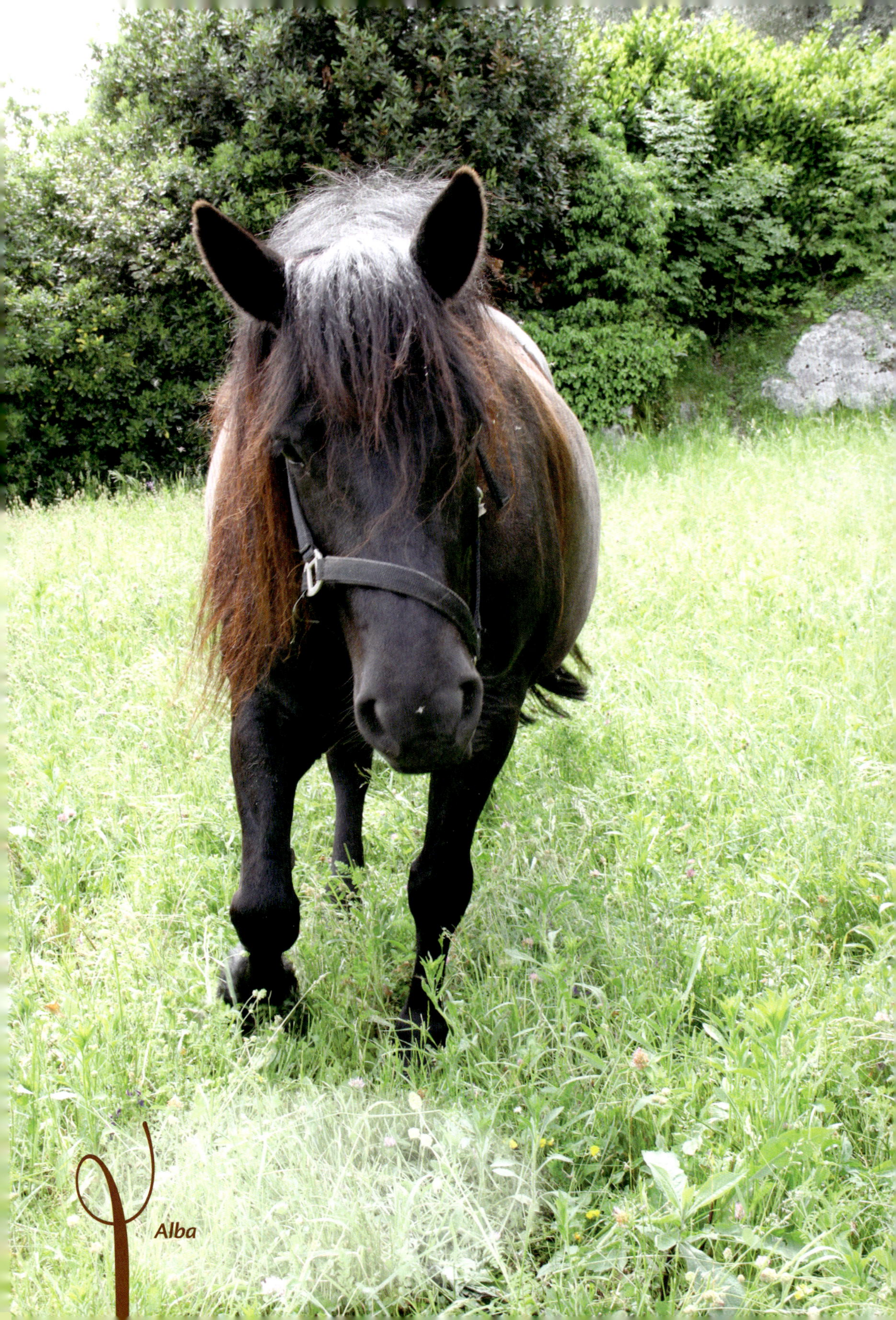
Alba

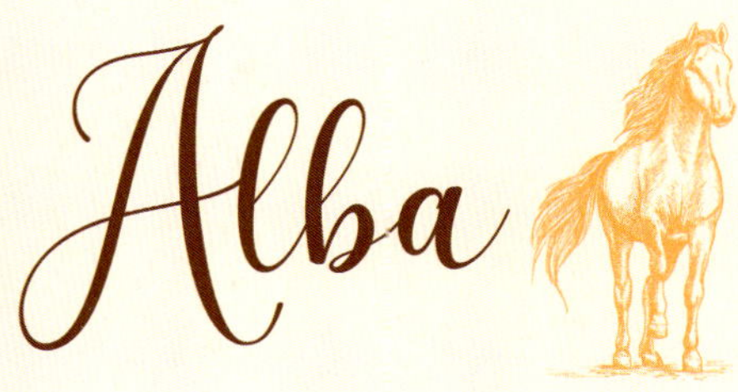

Die sensitive Heilerin

Ich hatte vier Pferde und es war an der Zeit, ein weiteres Pferd in unsere Herde aufzunehmen – Alba, eine junge sechsjährige Merensstute. Sie stand mit ihrer Schwester auf einer Weide nicht weit von meinem Grundstück entfernt. Wieder ließ ich mich von meiner Intuition leiten. Als ich die beiden schwarzen Stuten auf der Weide sah, kam mir sofort Alba entgegen und eroberte mein Herz.

Die Eingliederung in die Herde hat sich als nicht so unkompliziert wie bei den anderen erwiesen. Obwohl die Pferde auf einem sehr weitläufigen Gelände leben und genug Raum haben, wurde Alba die ersten Tage gemobbt. Alba machte einen sehr zerbrechlichen und unsicheren Eindruck. Wenn man auf sie zuging, um sie zu streicheln, zuckte sie zusammen. Menschlicher Kontakt und Berührung waren für sie bisher mit unangenehmen Erfahrungen verknüpft. Nach sehr intensiven und liebevollen Begegnungen taute Alba immer mehr auf, sodass ich langsam daran denken konnte, mit ihr im Picadero zu arbeiten.

Ich achtete sehr darauf, mit ihr auf eine sehr sanfte Weise zu kommunizieren, da ich mich ganz auf ihre Feinfühligkeit einzustellen versuchte. Als ich einen Trab einforderte und diesen zu steigern versuchte, sprang sie mit einem Satz über die Einzäunung. Warum eine so überzogene Reaktion? Erst Tage später ging mir ein Licht auf: Meine Erwartungen an sie bescherten ihr einen enormen Druck.

Je sensibler das Pferd, desto intensiver seine Reaktionen. Kann sich das Pferd nicht ausdrücken, bleibt nur der Rückzug in die Tiefen der Seele. Wohl ist die „Körperhülle Pferd" da, doch die Seele geht immer mehr verloren. Dissoziierte Pferde werden oft fälschlicherweise als sehr brav eingestuft. In Wirklichkeit sind sie komplett abgestumpft und innerlich tot. Solche Pferde können mitunter sehr gefährlich werden, denn sie können unverhofft mit extremen und unerwarteten Reaktionen auftreten, die den Menschen in aller Regel überfordern, da er davon ausgegangen war, ein braves Pferd zu besitzen.

Je starrer die Erwartung, die wir an das Pferd stellen, desto mehr fühlt sich das Pferd eingesperrt und hat keinen Spielraum, um sich kreativ auszudrücken. Eine starre Erwartung kann auch dafür verantwortlich sein, dass das Pferd keine Lust hat, mit uns zu interagieren. Es wird in einem solchen Fall nur das Notwendigste ausüben, von einem motivierten Pferd sind wir weit entfernt.

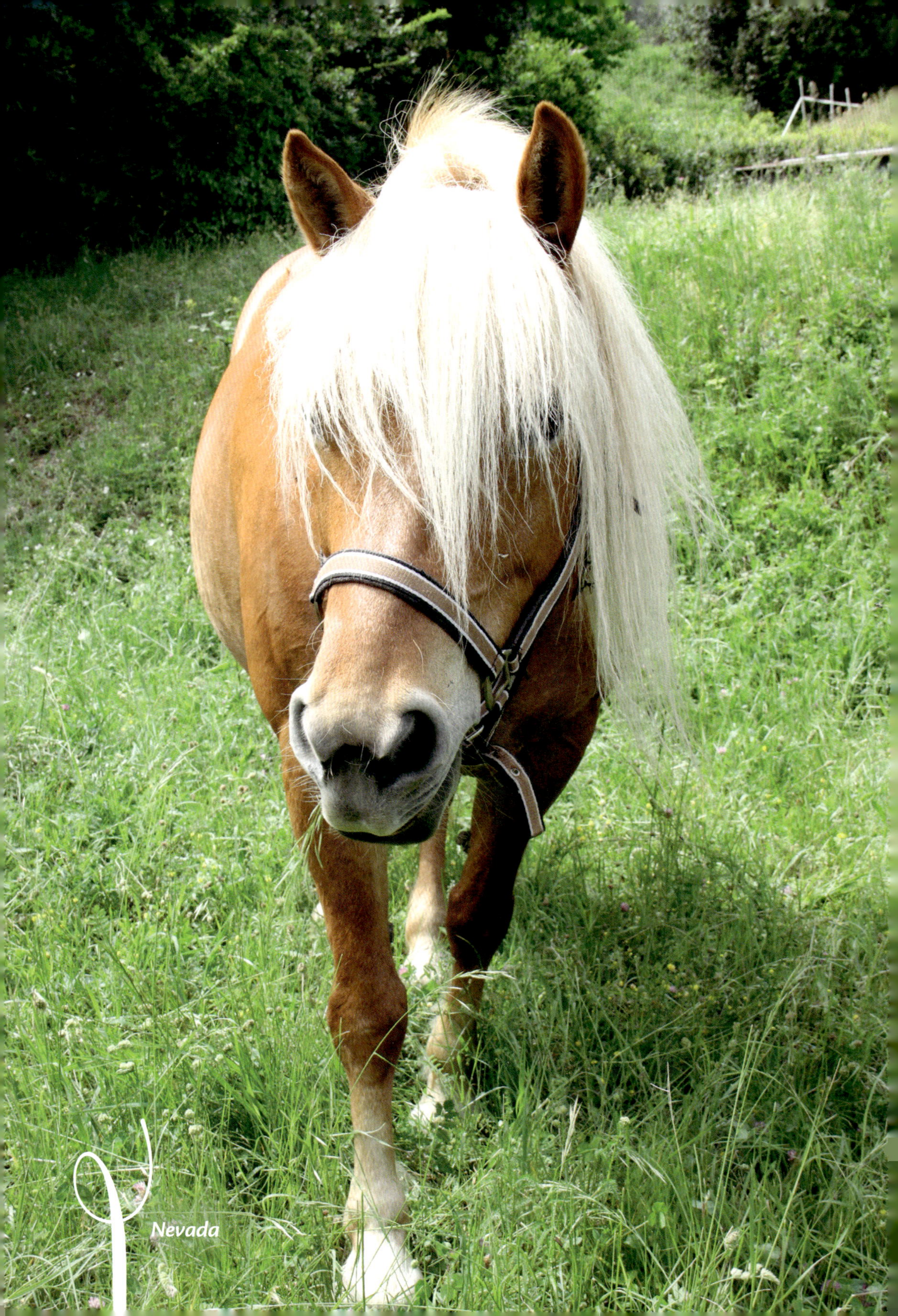

Nevada

Nevada

Die ernsthafte Führerin

Nevada, eine sympathische Haflingerstute, fiel mir beim Durchlaufen der Stallgasse eines benachbarten Stalls auf. Der Besitzer wollte sie verkaufen.

Mit dem kommenden Frühlingswetter kamen wieder viele Kursteilnehmer, sodass ein weiteres Pferd in der Herde erforderlich wurde. Ich rief den Besitzer wegen der Stute an – zu spät. Sie war bereits vergeben. In den vergangenen Wochen und Monaten hatte ich viel von Nevada geträumt, und auch im Alltag musste ich immer wieder an sie denken. So suchen sich Pferde ihre Besitzer aus. Sie verbinden sich auf Seelenebene mit ihren erwählten Menschen und übermitteln auf unbewusster Ebene Informationen.

Nach zwei Wochen erhielt ich einen Anruf des ehemaligen Besitzers, dass Nevada wieder zurückgekommen sei. Der Grund dahinter: Nevada's neuer Besitzer kam nicht mit ihr zurecht.

Als ich Nevada an einem Frühlingsvormittag in die Herde eingliederte, geschah dies ohne Aufregung und in aller Ruhe. Sofort hat sie ihren Platz im Herdenverband eingenommen und war sichtlich zufrieden mit ihrer neuen Umgebung. Als ich nach einer kurzen Eingewöhnungszeit begann, sie zu reiten, fiel mir gleich auf, dass sie sich gegenüber feinen Hilfen als unsensibel erwies. Was schnell deutlich wurde, war Nevada's Sturheit. Diese konnte nur mit Klarheit und Sanftheit in die richtigen Bahnen gelenkt werden.

Bei unserem ersten Ausritt spürte ich in ihr einen gewissen Unwillen. Als wir ein geteertes Stück Strecke zu überqueren hatten, ging sie nur noch rückwärts. Nun galt es, ruhig zu bleiben. Ich drehte sie mit ihrem Hinterteil in die Richtung, die ich einschlagen wollte, und ließ sie rückwärtsgehen. Dadurch konnte ich ohne Konflikte mein Ziel in Klarheit und Sanftheit erreichen, denn ich musste mit keiner Geste grob oder unfair werden.

Nevada hat sich in den vergangenen Jahren einen Namen in den Kursen gemacht, denn sie interagiert nur mit dem jeweiligen Übungspartner, wenn dieser ernsthaft entschlossen ist, seine Ideen und Vorstellungen umzusetzen. Spürt Nevada den leisesten Hauch einer Wankelmütigkeit oder Unentschlossenheit, bewegt sie sich keinen Millimeter. Sie steht wie ein Fels in der Brandung, und der Mensch verausgabt sich auf körperlicher Ebene, bis er schlussendlich aufgibt. Nevada bringt Unsicherheit ans Tageslicht, sodass der Kursteilnehmer genau seine energetische Verfassung erkennt und an sich arbeiten kann.

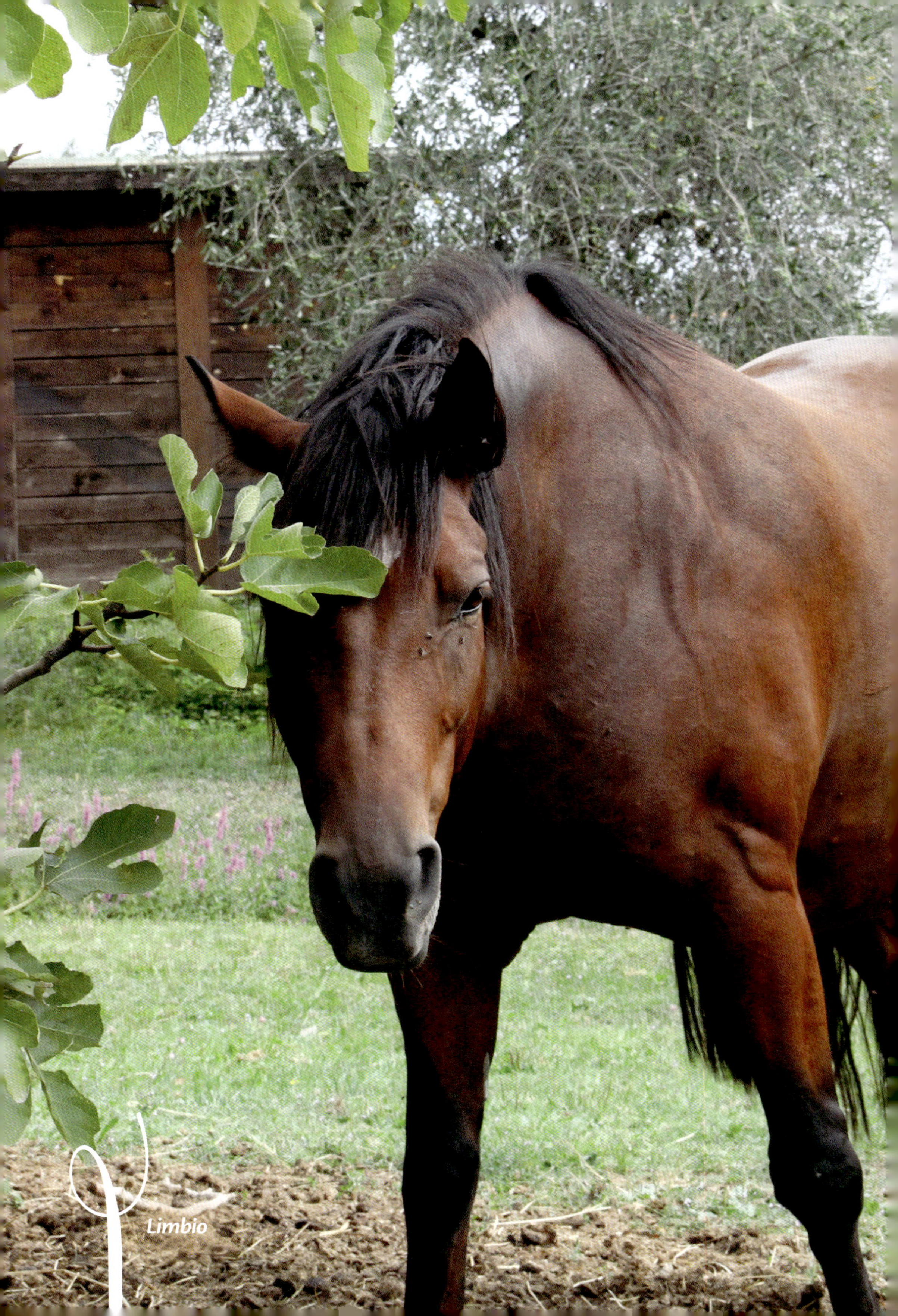
Limbio

Limbio

Der lernfreudige Tänzer

Limbio sollte das Pferd für meinen Nachbarn werden, der sich in meine Haflingerstute Zucchina verliebt hatte, nun in sich eine große Liebe zu den Pferden verspürte und den Wunsch hatte, ein eigenes Pferd zu besitzen.

Da ich meine Stute nicht an ihn verkaufen wollte, gingen wir gemeinsam auf Pferdesuche. Ein kleiner kompakter Brauner, der mir einen etwas verlorenen Eindruck machte, zog mich sofort an und ich kaufte ihn.

Limbio hatte leider keine so glückliche Vorgeschichte. Er wurde als Kind der Liebe geboren. Nach eine glücklichen Kindheit auf einem großen Areal starben binnen kurzer Zeit Vater und Mutter und Limbio war allein. Mit der Zeit erkannte selbst Limbios unerfahrener Besitzer, dass das Pferd stark unter seiner Einsamkeit litt. Er gab Limbio, der vom ersten Tag seines Lebens gewohnt war, frei zu sein, in einen Verkaufsstall. Limbio war traumatisiert, als er zu uns kam. Dies macht ihn extrem feinfühlig konditionierten Energien gegenüber, was ihn wiederum als einen großartigen „Lehrer" auszeichnet.

Die Eingliederung in unsere Herde verlief ohne Zwischenfälle. In den ersten Tagen habe ich Limbio nur beobachtet, er hatte sich Zucchina als „Muttersatz" erwählt und folgte ihr auf Schritt und Tritt. Sie vermittelte ihm Sicherheit. Als ich in den ersten Tagen versuchte, ihn aufzuhalftern, kam er mir mit Aggressivität entgegen. Sein Auftreten machte mir Angst, und genau das wollte er erreichen. Diese Angst durfte ich auf keinen Fall überspielen.

Limbio nahm im Herdenverband die unterste Stufe ein und wurde von den anderen ständig verschoben. Er war energetisch schwach und versuchte das zu kompensieren. Jedes Mal, wenn es ihm gelang, einen anderen durch seine Aggressivität zu dominieren, war dies ein Sieg für ihn. Was konnte ich tun, um ihm zu helfen, aus diesem Verhalten herauszufinden und zu wachsen?

An einem sonnigen Vormittag – Limbio stand abseits der anderen Pferde – näherte ich mich ihm langsam. Mir wurde klar, dass ich auf keinen Fall in eine Reaktion verfallen durfte. Ich musste so neutral wie möglich in seine Außenlebenssphäre eintreten.

Nur durch mein Nichtreagieren konnte ich das Verhalten von Limbio heilen. Er hat all seine Aggressivität verloren und wurde von diesem Tag an zu meinem Favoriten, denn er ist bei allem, was wir tun, mit voller Aufmerksamkeit dabei. Er ist lernbegierig, schlau und sehr kooperativ.

Nur eines verlangt er mit großer Klarheit: die Anwesenheit in voller Freude von seinem menschlichen Partner dadurch in meiner Authentizität erwachen.

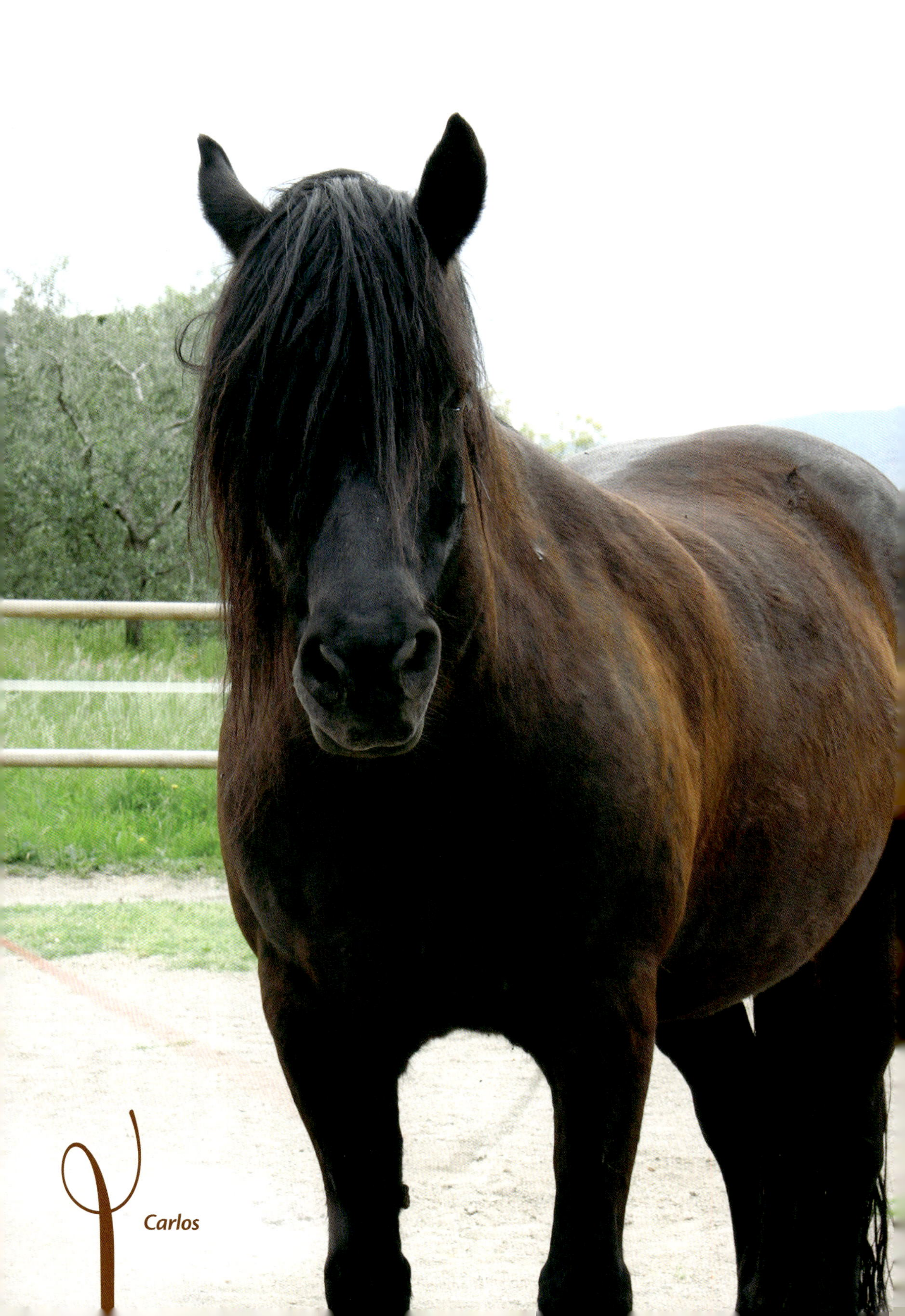

Carlos

Carlos

Der eigenwillige Charmeur

Carlos hatte sich in den Kopf gesetzt, ein Mitglied unserer Herde zu werden. Als mich Evi, die Besitzerin, im Sommer besuchte, teilte sie mir mit, sie würde mir Carlos, ihren Friesen, schenken, denn sie selbst habe keine Zeit mehr für das Pferd.

Ich sagte ab, weil ich damals kein weiteres Pferd in die Herde aufnehmen konnte. Carlos war aber fest entschlossen, zu uns zu kommen. Evi spürte das und ließ nicht locker, bis ich Ja sagte. An einem sonnigen Vormittag im Frühsommer kam er an und war voller Aufregung und Spannung. Da er Eisen trug, war ein Integrieren in die Herde nicht möglich. Somit musste ich ihn in einen von der Herde abgegrenzten Bereich stellen und warten, bis der Schmied abends die Eisen entfernte. Als ich am Nachmittag zu den Pferden fuhr, hatte Carlos bereits eine Einzäunung übersprungen und sich der Herde genähert. Er wurde nun nur noch durch einen Elektrozaun von ihr getrennt. Die restlichen Stunden, bis der Schmied kam, beschäftigte ich mich mit Carlos und wir freundeten uns an. Am Abend entließ ich Carlos in die Herde. Er wurde sofort eingegliedert und fand augenblicklich seine Position.

Alles in der Natur wird durch Geistwesen verwaltet und gesteuert und das Pferd ist Teil eines Gruppenbewusstseins. Schon Tage bevor Carlos in die Gruppe kam, versuchte ich mich mit dem „Gruppenbewusstsein Pferd" in Verbindung zu setzen, und mich auf die Herde einzustimmen. Ich schickte ihr Bilder von einer harmonischen Eingliederung – und es klappte. Die telepathische Kommunikation ist die Kommunikation der Pferde.

Ich konnte Carlos vom ersten Tag an in die Kurse eingliedern und er leistet eine sehr gute Arbeit. Seine Spezialität ist, mit Charme die Grenzen der Menschen auszutesten. Er ist so weich und charmant, dass die meisten Kursteilnehmer es gar nicht merken, wie er die Grenzen missachtet und sich fast unmerklich in den Individualraum des Menschen bewegt. Dieser befindet sich durch das Eindringen von Carlos dann in einer geschwächten Situation, da durch das Besetzen des eigenen Raums die Handlungsfreiheit beschränkt wird.

Er spiegelt vielen Menschen eine Dynamik, die im täglichen Miteinander eine wesentliche Rolle spielt. Wer kennt nicht die Situation: Wir befinden uns in Beziehung zu einem sehr netten Menschen, der immer wieder unsere Grenzen unbewusst überschreitet. Er tut es nicht aus einer bösen Absicht heraus, sondern weil sein Gegenüber keine Grenzen setzt. Was geschieht jedoch auf energetischer Ebene in solchen Dynamiken? Der Mensch, dessen Grenzen überschritten werden, befindet sich in einer geschwächten Position, der durch das Besetzen seines Individualraums in seiner Handlungsfreiheit eingeschränkt wird. Auf physischer Ebene stellt dies in den zwischenmenschlichen Beziehungen keine so große Problematik dar wie in der Mensch-Pferd-Beziehung, doch auf energetischer Ebene ist es für viele problematische Situationen verantwortlich. Eine der wichtigsten Lehren der Pferde: Klare Grenzen in Sanftheit setzen.

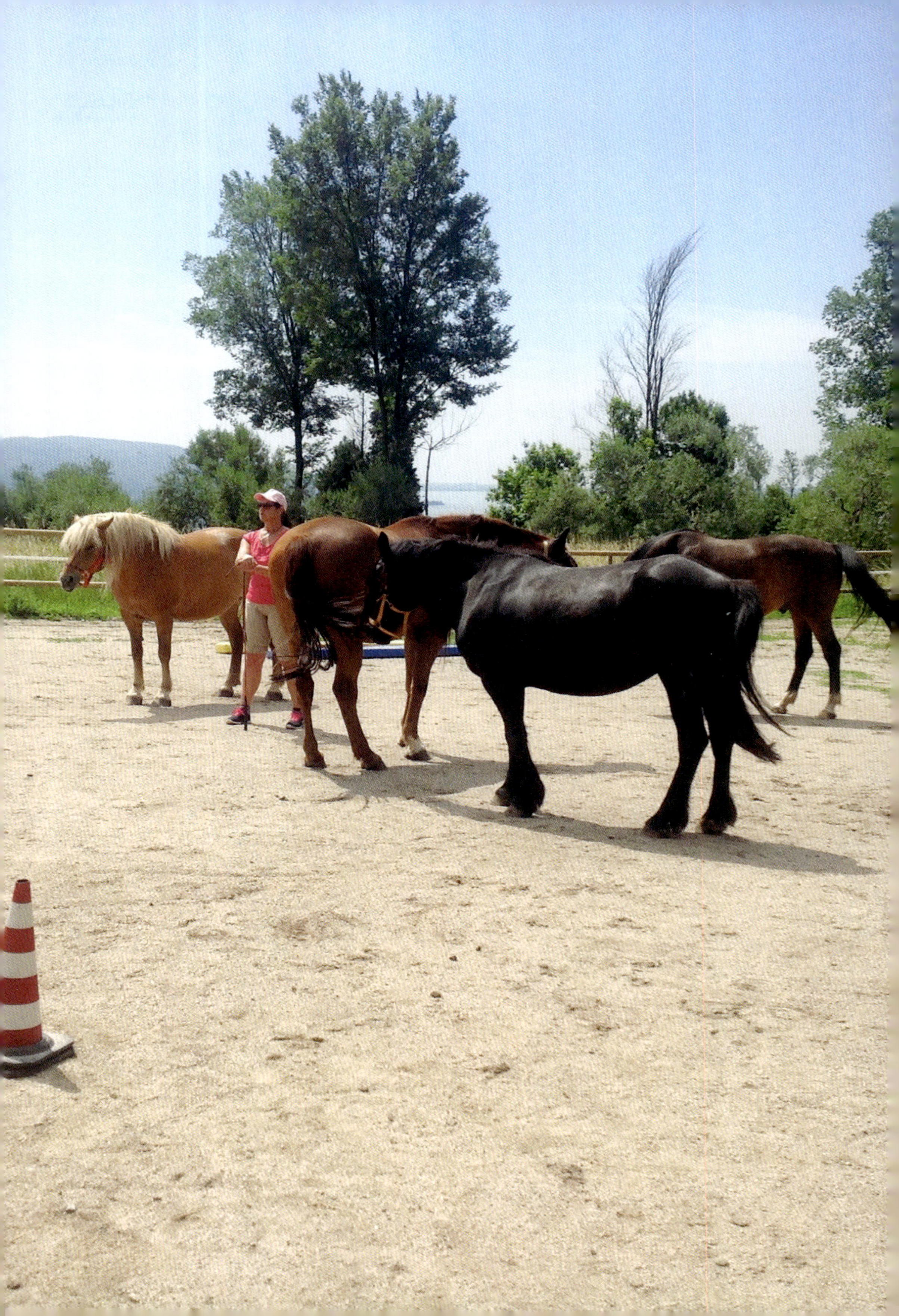

Danke

In all den Jahren der Selbstfindung und der Arbeit mit Mensch und Pferd sind mir Menschen begegnet, die mich weitergebracht und auch ermutigt haben, meinen Weg zu gehen. Darunter waren Coaches und auch Klienten, die zu Freunden wurden, und auch Menschen, die ihren Sinn darin gefunden haben, als Raidho Healing Horses Trainer ihr Wissen weiterzugeben. Alle diese Menschen haben mich inspiriert für meine eigene Arbeit und bei Ihnen möchte ich mich ganz herzlich bedanken – für das entgegengebrachte Vertrauen. Ihr seid so tolle Menschen, die unendlich viel geben können. Vielen, vielen Dank!

Mein größter Dank gilt jedoch meinen Pferden. Sie alle waren und sind heute noch DIE Lehrer, von denen ich am meisten lernen durfte, ganz besonders von Racky, meinem Hannoveraner Wallach. Er hat mich mit enormer Geduld und Ernsthaftigkeit wahrlich an die Hand genommen. Schritt für Schritt brachte er mir das Wissen bei und wartete immer so lange, bis ich seine Lernschritte verinnerlicht hatte. Latiro hat mir gezeigt, dass eine hohe energetische Sensibilität eine große Fähigkeit und keine Schwäche ist. Alba, meine Merensstute, ließ mich fühlen, dass wahre Führungsqualität in der Seele verborgen liegt. Nevada, meine Haflingerstute, hat mich gelehrt, was wahre Größe ist. Limbio, mein spanischer Appaloosa-Mix, ließ mich erkennen, dass ein Nichtreagieren auf unschönes Verhalten in anderen eine Veränderung herbeiführt. Und Carlos, mein Friesenwallach, hat mich spüren lassen, wie wichtig der Individualraum ist.

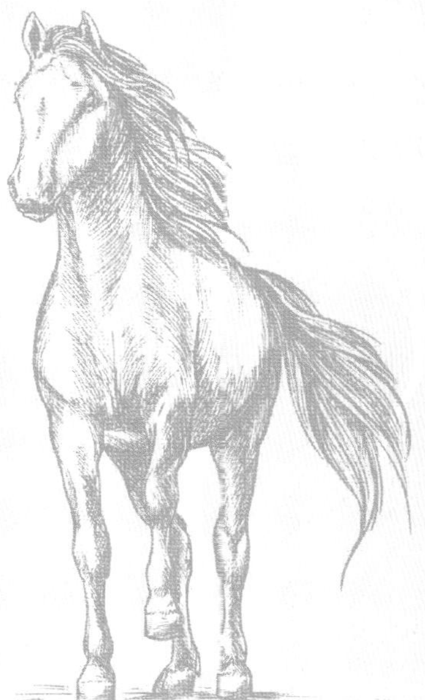

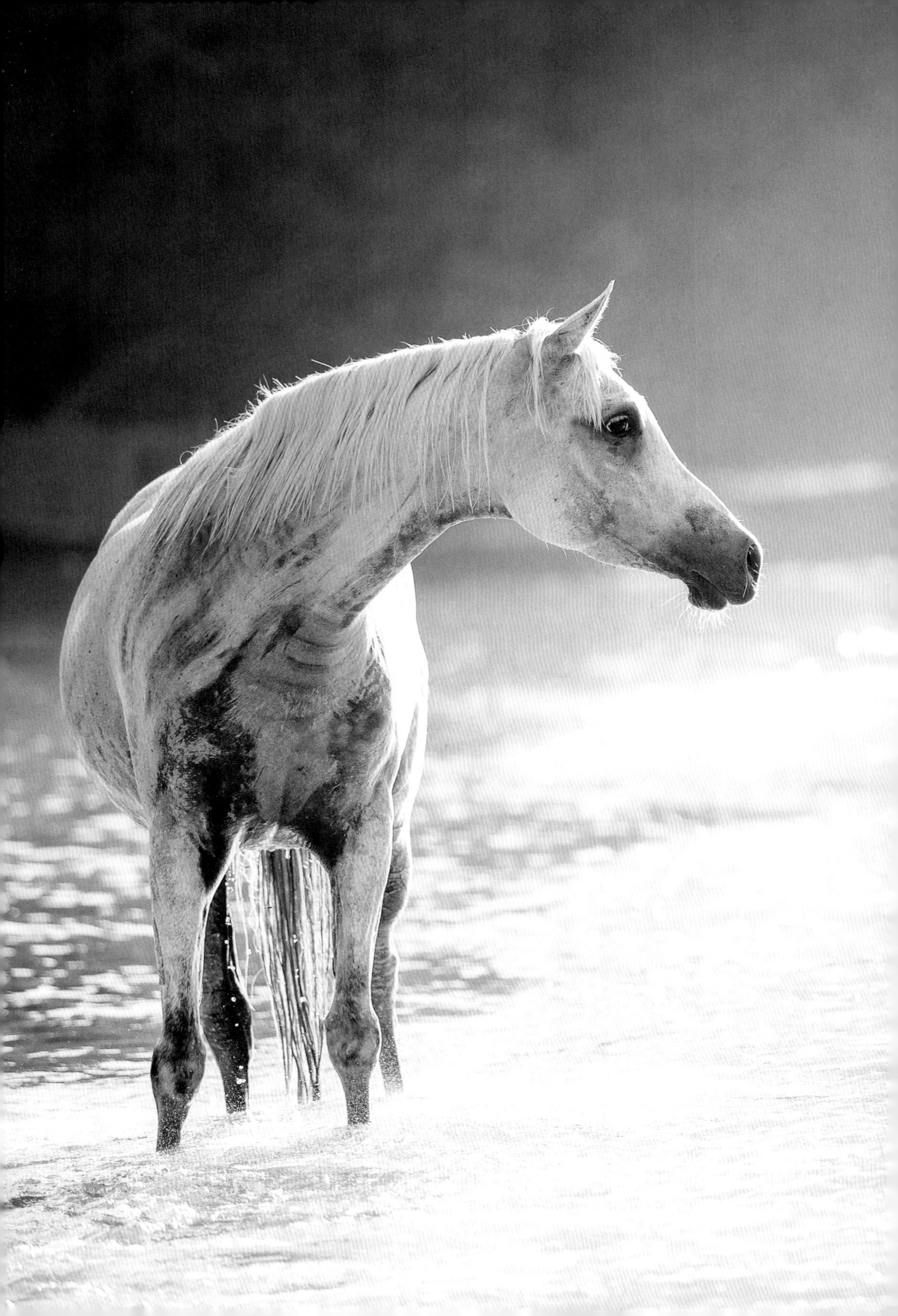

Ich bin in Ruhe.

Du bist die Ruhelosigkeit.

Ich bin die Klarheit.

Du bist die Unsicherheit.

Ich bin das Hier und Jetzt.

Du bist die Vergangenheit und die Zukunft.

Lerne diese Weisheiten von mir

und ich lerne das Vertrauen zu dir.

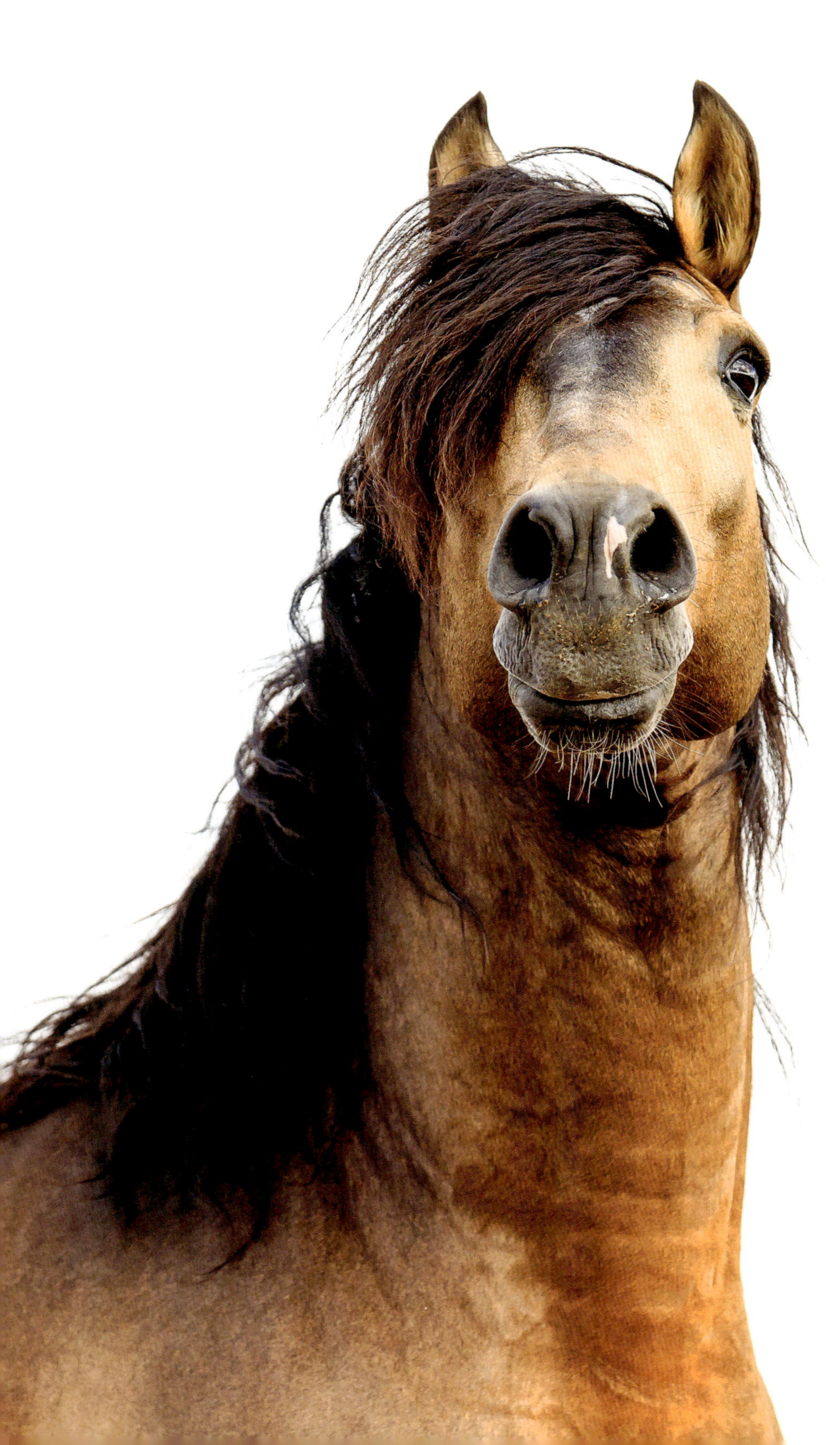

Register

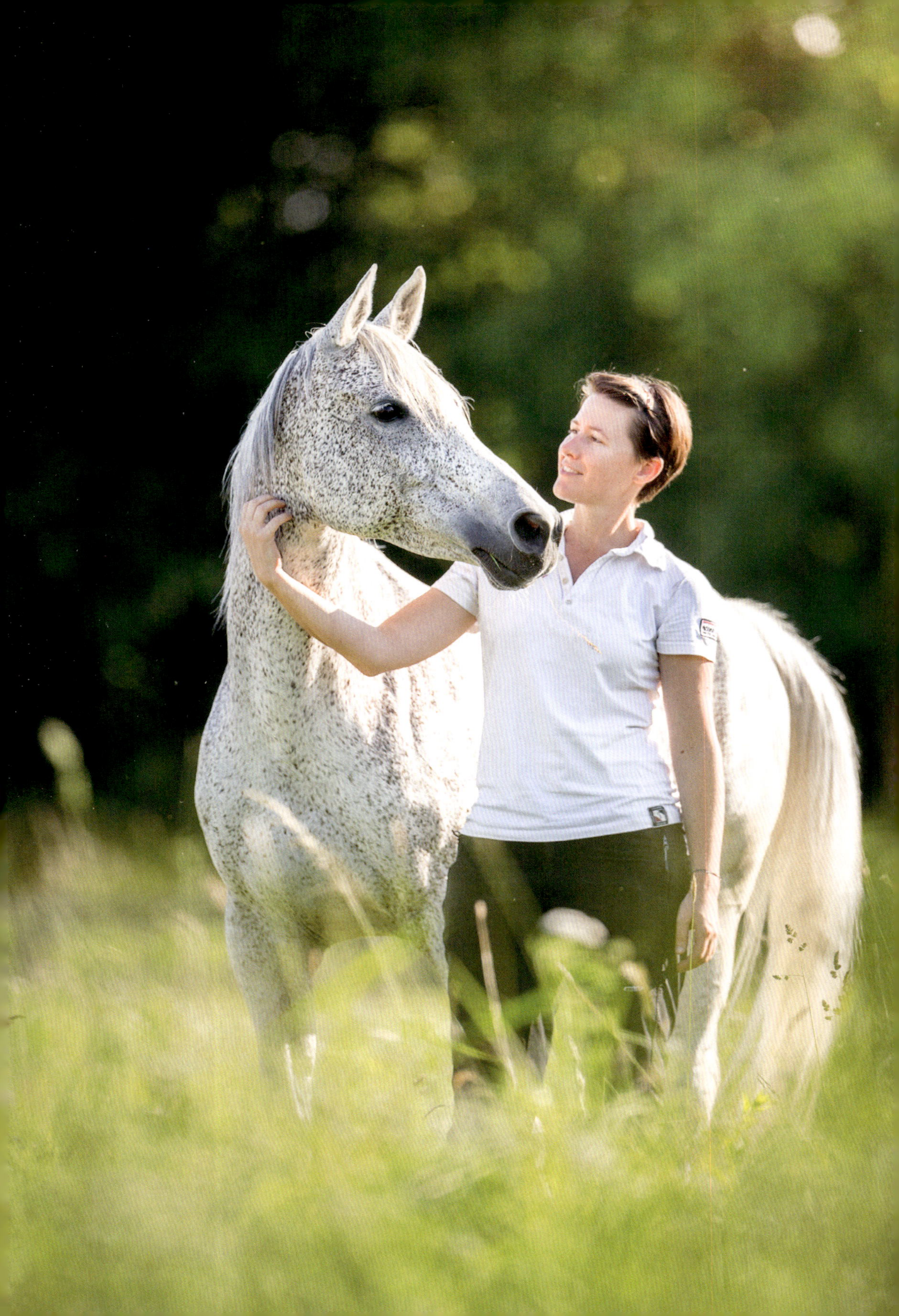

Lesetipps

Roberto Assagioli
Psychosynthese und transpersonale Entwicklung
Nawo Verlag, 2008

Margarete Friebe
Das Alpha Training: Innere Selbsterkenntnis zur positiven Lebensführung. Vom Unbewussten zum höheren Bewusstsein
Verlag Drei Eichen, 2008

Margarete Friebe
Das Sonnenbewusstsein – Der Aufstieg des Ichs von Alpha bis Omega
Oratio Verlag, 2001

Jacob Lorber
Erde und Mond
Lorber Verlag

Walter Lutz
Die Grundfragen des Lebens – In der Schau des Offenbarungswerkes Jakob Lorbers
Lorber Verlag, 2005

Eckhart Tolle
Jetzt! Die Kraft der Gegenwart: Ein Leitfaden zum spirituellen Erwachen
J. Kamphausen Verlag, 2000

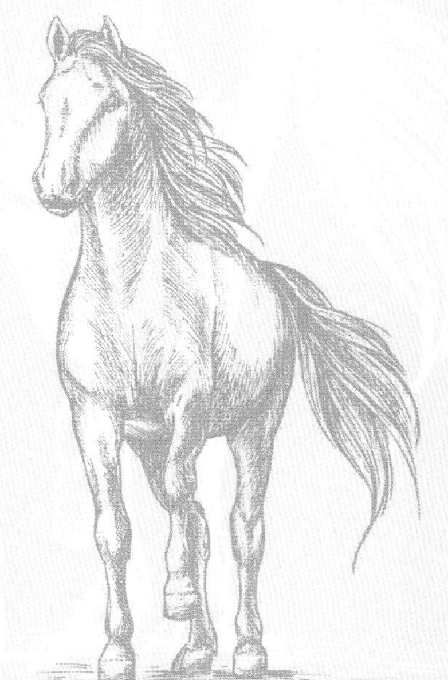

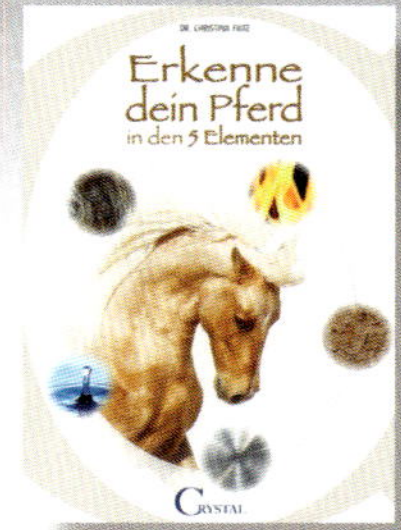

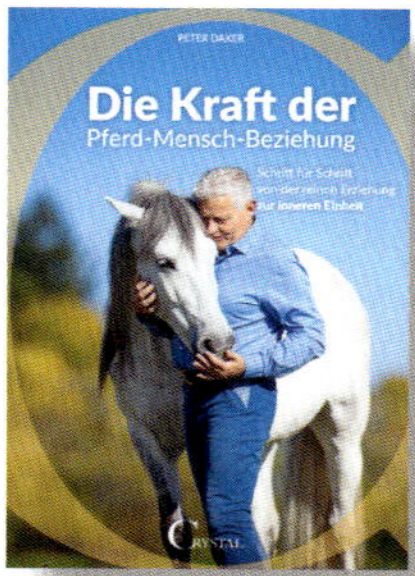